18,- £

CORINNA KOHRÖDE-WARNKEN

Im Wartezimmer
der Hoffnung

CORINNA KOHRÖDE-WARNKEN

Im Wartezimmer
der Hoffnung

Geschichten vom
lebensbejahenden
Umgang mit chronischen
Krankheiten

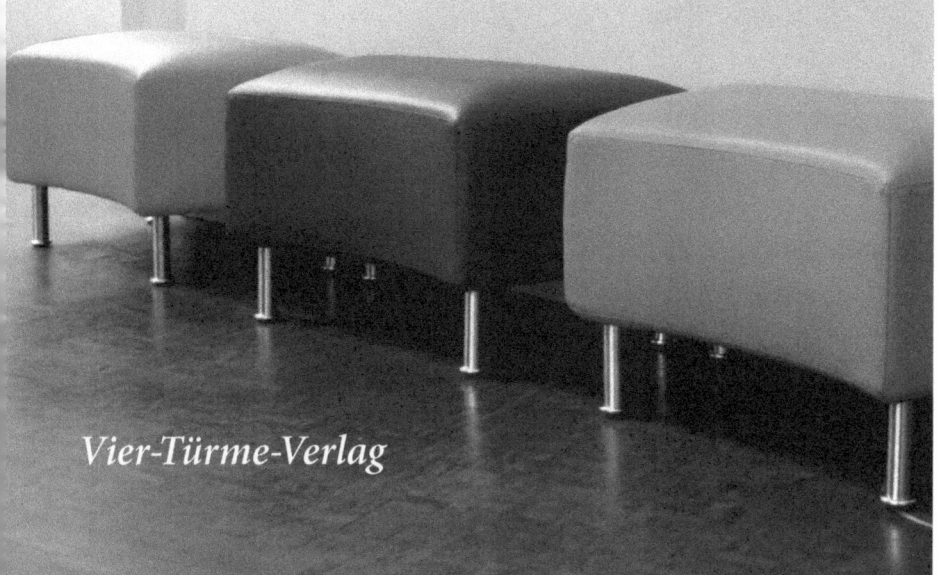

Vier-Türme-Verlag

Bibliografische Information der Deutschen Nationalbibliothek

Die Deutsche Nationalbibliothek verzeichnet diese Publikation in der Deutschen Nationalbibliografie. Detaillierte bibliografische Daten sind im Internet über http://dnb.d-nb.de abrufbar.

1. Auflage 2017

© Vier-Türme GmbH, Verlag, Münsterschwarzach 2017

Alle Rechte vorbehalten

Lektorat: Marlene Fritsch

Umschlaggestaltung: wunderlichundweigand

Druck und Bindung: CPI Books GmbH, Leck

ISBN 978-3-7365-0077-8

www.vier-tuerme-verlag.de

INHALT

Vorwort

Ich kannte das Lied »Ficus Benjamini« von Reinhard Mey nicht, und ich weiß auch nicht mehr, wer mir davon erzählte, aber es handelt von einem Wartezimmer und der Trostlosigkeit, die dort oft herrscht. Doch im Lied heißt es, dass auf dem »ausgedörrten Boden« der Topfpflanze, die im Wartezimmer steht, Hoffnung wachsen kann und man den Himmel dann wieder sehen können wird ... Es fiel mir ein, als ich mich auf den unbequemen Wartezimmerstuhl setzte. Es stand kein Ficus neben mir. Dafür lagen eine Menge abgegriffener, jedoch relativ aktueller Zeitschriften auf dem Tisch. Es roch nach Angst und Verunsicherung. Auch eine leichte Aggressivität war zu spüren. Kein Wunder, wenn man trotz Termin schon über eine Stunde wartet.

Ich saß und sitze dauernd in Wartezimmern, die gefühlt zu meinem »Wohnzimmer« und zweiten Zuhause wurden, weil ich selbst zu den vielen chronisch Kranken gehöre. Ich bekam 2007 und dann noch einmal 2012 eine Krebsdiagnose. Letztere hätte mit Lebermetastasen eigentlich innerhalb von drei Monaten zu meinem Tod führen müssen, so sagten mir die Ärzte. Ich habe bis heute, also fast fünf Jahre danach, überlebt. Meine Geschichte habe ich bereits in einem anderen Buch erzählt (»Mein pinkfarbenes Leben mit Gott und Krebs«), und ich habe damit auch versucht, meine Erfahrungen zu verarbeiten, einen Weg zu finden, damit zu leben. Genau das machte mich neugierig. Wie mir ging und geht es vielen anderen Menschen: Sie bekommen erschütternde Diagnosen, die ihr Leben auf den Kopf stellen, für immer verändern, ihnen manchmal sogar den nahen Tod prophezeien – und leben damit. Aber wie? Wie gehen sie mit den Fragen um, die eine so bedrohliche, lebensverändernde Situation aufwirft? Was trägt sie durch die schwere Zeit? Sie müssen, wollen, dürfen und können damit leben. Und das sogar sehr gut.

Ich habe mein Leben komplett verändert, betrachte vieles neu oder anders. Bin ich ein Sonderfall? Das wollte ich gerne genauer wissen – und nein, natürlich bin ich kein Sonderfall. Jede Lebensgeschichte ist ein »Sonderfall«, weil jedes Leben, jeder Mensch besonders und einzigartig ist.

Ich gelte heute mehr oder weniger als geheilt. Das ist nach fünf Jahren tumorfrei eine Definition. Eine Sicherheit oder Garantie gibt es nicht – wie bei fast allen Dingen im Leben. Die Abstände zwischen den Kontrollterminen werden länger, was den positiven Nebeneffekt hat, dass ich nicht mehr so häufig in Wartezimmern sitze. Von den starken Medikamenten habe ich einige einschränkende Nebenwirkungen zurückbehalten, die chronifiziert sind – so heißt es im »Medizinsprech«. Damit stelle ich mich in eine Reihe mit über 40 Prozent der chronisch Kranken in Deutschland.

Mich interessierte die Frage, wie andere Menschen in ähnlichen Situationen leben. Und da ich viel Lebens- beziehungsweise Wartezeit in Wartezimmern verbracht habe (es ging mir nicht immer gut genug, um mich anderen Menschen zuzuwenden) und hoffnungsvolle Nachrichten bekommen hatte, entschloss ich mich, die Zeit, die ich weiterhin dort verbringen würde, sinnvoll zu nutzen. Ich war schon immer ein kontaktfreudiger Mensch und so kam ich schnell ins Gespräch mit meinen »Geschichtenerzählern« – denn wir hatten ja alle viel Zeit ...

Das sollte für mich und meine Begegnungen zur Routine werden: warten. Ich fragte mich oft: Wieso heißt es überhaupt Wartezimmer? Das ist doch genau das, was niemand hier möchte: warten.

Wenn dann doch mein Name aufgerufen wurde, wollte ich eigentlich lieber auf den schrecklichen Stühlen und in der miefigen Enge des Wartezimmers bleiben, bot es mir doch Schutz vor der Realität, die mich dann vielleicht im Arztzimmer erwartete. Man sagt ja, dass man »durchlässiger« wird, wenn man selbst einen schweren Schicksalsschlag erlitten hat. Und tatsächlich begegneten und begegnen mir im Wartezimmer viele Menschen, die reden wollen beziehungsweise jemanden suchen, der einfach nur zuhört. Begegnungen sind in den letzten Jahren so etwas wie mein Steckenpferd geworden und ich habe unzählige Blogs (www.pinkfarbenesleben.de) über diverse Alltagserlebnisse geschrieben. Aufmerksamer bin ich auf jeden Fall geworden, denn vieles hätte ich vor meiner Diagnose wohl gar nicht wahrgenommen.

Manchmal trifft man hier »alte Bekannte«: Viele sind Dauergäste, so wie ich. Dann gibt es ein erkennendes Nicken, wir kommen ins Gespräch oder setzen auch eines von früheren Treffen nahtlos fort. Manchmal sind die Begegnungen oberflächlich-unverbindlich und manchmal gehen sie sehr in die Tiefe und ich kann es kaum glauben, so überraschend, erschütternd, intim und wundersam sind diese geschenkten Lebensgeschichten. Hier bekam ich Antworten auf die Fragen, die ich für mich selbst ebenfalls beantworten musste. Meine Neugierde auf Bestätigung wurde auf sehr unterschiedliche und anrührende Weise gestillt.

Wer mir regelmäßig im Wartezimmer begegnet, ist Gott – und die Hoffnung. Er sitzt wohlmöglich in allen Wartezimmern dieser Welt, und mir war es immer eine große Hilfe zu wissen, dass ich in den endlosen Stunden jemanden neben mir hatte, der mich begleitet. Ich habe über alles Mögliche mit ihm geredet, gebettelt und gefleht, verhandelt und gefordert. Und ich kann mir vorstellen, dass die Menschen, denen ich begegnet bin und die mir ihre Geschichte anvertraut haben, ähnliche Gefühle hatten und ähnliche Gespräche mit Gott führten wie ich. Und genau danach fragte ich sie dann auch.

Ich habe jedenfalls sehr viel mitgenommen aus diesen Geschichten, auch wenn es leider kein Patentrezept für einen guten und lebensbejahenden Umgang mit chronischer Krankheit gibt. Dennoch können diese sehr persönlichen Lebens- und Leidensgeschichten, die ich hier erzählen möchte, vielleicht eine Inspiration sein, wie man durch ein Leben trotz chronischer, schwerer Erkrankungen gehen kann.

Da es häufig nötig ist, die entsprechenden medizinischen Fachbegriffe zu gebrauchen, findet sich am Ende des Buches ein Glossar zum Nachschlagen und Weiterlesen.

Von Topfpflanzen, Stühlen und Menschen

In Wartezimmern begegnen einem die unterschiedlichsten Dinge und natürlich Menschen. Große und kleine Dramen spielen sich ab, Freundschaften entstehen und manchmal sogar eine Liebesgeschichte. Es ist ein Mikrokosmos oder eine Zwischenwelt. Manchmal hatte ich das Gefühl, auf einem komplett anderen Planeten zu sein. Und manchmal waren mir Szenen auch so vertraut, dass ich mich in einem Déjà-Vu wähnte.

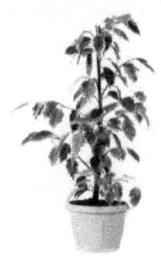

Wartezimmer

Zeit ist relativ. Während des Schlafens vergeht sie schnell. Ebenso bei angenehmen Dingen, netten Gesprächen oder Partys. Dann gibt es aber Situationen, da dehnt sich die Zeit ins Unendliche und Minuten werden gefühlt zu Stunden. So ist meine Empfindung in den vielen Wartezimmern, in denen meine Geschichtenerzähler und ich saßen. Aus gutem Grund gibt es in vielen Wartezimmern keine Uhren.

Ich rechne lieber nicht nach, wie viel Lebenszeit ich schon in Wartezimmern verbracht habe. In den vergangenen Jahren musste ich alle zwei bis drei Monate zum Staging und traf dabei viele Menschen, die wahrscheinlich ähnlich nervös, ängstlich, aber auch hoffnungsvoll waren und mit der Situation ganz unterschiedlich umgingen. Manchmal sah ich Paare im Wartezimmer. Mich lenkt es immer ein bisschen ab, wenn ich sie beobachten kann. Mal war es ein junges Paar, das ein Kleinkind dabei hatte und sich abwechselnd bemühte, das brüllende Baby zu beruhigen. Mal waren es zwei Freundinnen, die vor der Mammografie erst einmal einen Piccolo aufmachten, anschließend die ganze Zeit kicherten und damit das gesamte Wartezimmer unterhielten. Mal war es ein älteres Ehepaar, das sich pausenlos stritt – zum Glück relativ leise und ohne Geschrei, dennoch für fast alle Wartenden hörbar. Ich frage mich oft, was aus ihnen allen geworden ist.

Egal, in welcher Arztpraxis man sitzt, jeder kennt die Situationen und Menschen, die einem dort fast klischeemäßig begegnen: Da Wartezimmer ihre ganz eigenen Gerüche haben, dreht sich ein häufig geführter Disput um die Frage, ob das Fenster nun auf oder zu gehört – entweder ist schlechte Luft oder es zieht. Einer kippt das Fenster und keine 20 Sekunden später springt ein anderer auf und macht es wieder zu. Gelangweilte Kleinkinder bekommen einen Tobsuchtsanfall, weil ein anderes Kind das einzig interessante Spielzeug genommen hat, während die gestresste Mutter darauf wartet, endlich aufgerufen zu werden. Jemand erklärt lautstark dem Unbekannten neben sich in schillerndsten Farben, was bei seiner OP alles schiefgelaufen ist und dass er bereits einen Anwalt bemüht hat. Behandlungstipps werden ungefragt weitergegeben, da die Schwester der Nachbarin genau dasselbe hatte, und da hat dieser Tee und Dr. Meiermüllerschulze Wunder gewirkt. Außerdem kann man eine Wundrose »besprechen« lassen oder Kügelchen oder Salz nehmen, die ebenfalls Wunder bewirken. Dem offenbar schwer erkälteten Sitznachbarn ist der Gebrauch von Taschentüchern unbekannt und er hustet beim Sprechen immer in Richtung des unfreiwilligen Zuhörers.

Es gibt natürlich nicht nur negative Erlebnisse in Wartezimmern. Ich kenne Praxen beziehungsweise Wartezimmer, wo man sehr empathisch begrüßt und bedacht wird. Die Ablauforganisation klappt und ich muss nicht stundenlang warten. Die Räume sind ansprechend gestaltet und die Zeitschriften aktuell. Es stehen kalte und warme Getränke zur Verfügung. Kleinigkeiten – für mich und sicher auch für viele andere Wartende aber sehr wichtig.

Die Empathie, Kooperation, Geduld und emotionale Gesamtlage der »Mitwartenden« im Wartezimmer ist so unterschiedlich wie ihre Diagnosen: Ich kann alles ignorieren oder aber mitdiskutieren – über das Wetter, lange Wartezeiten, die weltpolitische Gesamtlage oder schlimmstenfalls die eigene oder fremde Krankengeschichte. Oder eine Vermeidungsstrategie wählen.

Letzteres habe ich oft für mich in Anspruch genommen, indem ich mich gar nicht erst ins Wartezimmer gesetzt habe, sondern auf dem Flur auf und ab gepilgert bin. Das haben die Arzthelferinnen manchmal nicht so gerne, und oft wurde ich vom Flur ins Wartezimmer zurückgescheucht. Manchmal ließ ich mich dann doch auf die Gespräche im Wartezimmer ein – und erlebte Erstaunliches! Allerdings war ich dazu erst wirklich in der Lage, als es mir selbst besser ging.

Wartezimmer sind Orte »zwischen den Welten«. Es spielen sich dort Dinge ab, die harte Realität sind, und dennoch wünscht man sich, es wäre Fiktion. Es gibt viel Nähe (manchmal auch mehr, als einem lieb ist) und große Distanz. Und gelegentlich gibt es ein Band, das die Wartenden eint – Hoffen und Bangen.

Ich hatte die Wahl, was ich in den Wartezimmern tun wollte – mich ärgern (was ich auch gelegentlich tat) oder die Zeit sinnvoll nutzen und aufmerksam sein, was um mich herum geschah. Nach einer gewissen Zeit wurde mir klar, was für eine Vielzahl an Geschichten, welche Schätze, welches Wissen und wie viele Antworten sich dort verbargen. Und das wollte ich sammeln. Daher wählte ich das Wartezimmer, um mir die außergewöhnlichen, berührenden, schrecklich-schönen Geschichten der Menschen erzählen zu lassen, denen ich eben genau hier begegnete und die wie ich zu diesem Raum voller Furcht und Hoffnung eine ganz besondere Beziehung haben.

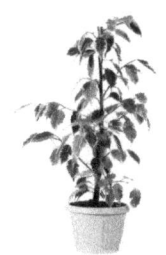

Chronische Krankheit

Wenn wir an einem grippalen Infekt oder einem Beinbruch leiden, ist das ein akutes Ereignis, das plötzlich auftritt, aber zeitlich begrenzt ist und im Normalfall mit einer kompletten Gesundung oder Heilung und der Wiederaufnahme unseres bisherigen Lebens endet. Schlimmstenfalls führt eine akute Erkrankung zum Tod, zum Beispiel ein Herzinfarkt. Das »Dazwischen« nennt man eine chronische Krankheit. Immerhin besser als der Tod, könnte man meinen, aber eben auch nicht wirklich gut.

Unter einer chronischen Krankheit versteht man laut einer Definition in Deutschland »das Ergebnis eines länger andauernden Prozesses degenerativer Veränderungen somatischer oder psychischer Zustände, oder eine Störung, die dauernde somatische oder psychische Schäden oder Behinderungen zur Folge hat. Heilt die Krankheit nicht aus oder kann die Krankheitsursache nicht beseitigt werden, kommt es zur Chronifizierung« (www.pflegewiki.de/chronischekrankheit). Das ist nur eine unter vielen Definitionen – eine einheitliche gibt es nicht. Eine andere Beschreibung bezieht sich auf die Krankheitstage: eine akute Erkrankung dauert 14 Tage, eine chronische ist länger andauernd – also mehr als vier Wochen. In angloamerikanischen Ländern spricht man erst ab drei Monaten von einer Chronifizierung. Trotz der uneinheitlichen Definitionen ist die Diagnose »chronisch krank« von immenser Relevanz bezüglich der Ausgleichszahlungen, dem Anspruch auf Heilbehandlung, der Rehabilitation, der Hilfsmittelversorgung, beruflicher Perspektiven und sozialer Zugehörigkeit.

In Deutschland lebt etwa 40 Prozent der Gesamtbevölkerung mit einer chronischen Erkrankung. Dazu gehören auch genetisch bedingte Erkrankungen wie Down-Syndrom oder Mukoviszidose. Jährlich gibt es etwa 225.000 Neuerkrankungen mit Krebs. 342.000 Menschen starben 2011 an einer chronischen Herz-Kreislauf-Erkrankung, 500.000 Europäer sind an Multipler Sklerose erkrankt. Epilepsie ist die häufigste chronische Erkrankung des zentralen Nervensystems und geschätzte 400.000 bis 800.000 Betroffene leben in Deutschland. 1,5 Millionen beziehungsweise 2 Prozent der Erwachsenen in Deutschland leiden an Rheuma. Schlaganfälle sind die dritthäufigste Todesursache in Deutschland und jährlich erleiden über 200.000 Menschen eine Neuerkrankung.

Aber auch Diabetes, chronische (Rücken-)Schmerzen, psychische Erkrankungen, Atemwegserkrankungen, Allergien, Autoimmunerkrankungen, chronisch entzündliche Darmerkrankungen (Morbus Crohn, Colitis ulcerosa), Osteoporose, Tinnitus, Taubheit und Arthritis sind sogenannte Volkskrankheiten. Geschätzte 5 Millionen Menschen leiden in der Bundesrepublik an chronischen Schmerzen unterschiedlicher Lokalisation. Diese Häufigkeit von chronischen Krankheiten erklärt den Begriff »Volkskrankheit«.

Das sind Zahlen, die so nichtssagend sind wie viele Statistiken. Das ändert sich schlagartig, wenn man selbst oder ein lieber Mensch aus dem Umfeld erkrankt und plötzlich ein Teil dieser Statistik ist. Dann ist es ein ganz persönliches Schicksal – ein anderes Leben.

Wenn man die Diagnose einer schweren chronischen Krankheit bekommt, gerät das bisherige Leben ins Wanken und nichts ist mehr, wie es war. Manche haben das Gefühl, dadurch einen Teil ihrer bisherigen Identität zu verlieren. Andere haben grundsätzlich eine dankbare Grundhaltung dem Leben gegenüber. Sie nehmen Gesundheit nicht unbedingt als etwas Selbstverständliches und können daher mit den Unwägbarkeiten, die das Leben für sie bereithält, besser umgehen. Nietzsche schrieb einmal: »Wer ein Warum zum Leben hat, erträgt fast jedes Wie.« Bezogen auf chronische Erkrankungen könnte dieser Gedankengang hilfreich sein.

Ein wichtiger identitäts- und sinnstiftender Aspekt für Menschen im erwerbsfähigen Alter ist der Beruf. Einerseits, um den eigenen Lebensunterhalt zu sichern, andererseits, weil für viele ihr Beruf vielleicht sogar eine »Berufung« ist und sie ihren Job gerne machen. Und dann ist man plötzlich nicht mehr erwerbstätig, sondern krank. Doch viele chronisch Kranke können auch zurückkehren in einen Beruf, manche nur anteilig oder an einem anderen Einsatzort, manche sogar in eine ganz andere Tätigkeit.

Bei einigen Kranken stellt sich jedoch die Frage, ob sie überhaupt wieder zum Bruttosozialprodukt beitragen können. Ich selbst kann es nicht mehr, und das anzuerkennen war ein schwerer Schritt für mich. Ich war damals erst 46 Jahre alt und dachte, ich hätte noch eine Karriere und etwa 20 Jahre im Berufsleben vor mir. Ich kann nachvollziehen, warum sich manche Menschen erst einmal »nutzlos« fühlen, obwohl sie es natürlich nicht sind. Die Rolle, die sie dann plötzlich innehaben, passt häufig nicht – sie ist wie ein Kleid, das zwei Konfektionsgrößen zu groß ist und an einem herumschlottert, schlecht sitzt und Falten an den falschen Stellen wirft. Der Rollenwechsel von gesund und leistungsfähig zu krank und hilfebedürftig ist auch mir sehr schwergefallen. Lange Zeit konnte ich nicht um Hilfe bitten und sie auch nicht annehmen. Krankheit hat eben auch mit Kontrollverlust zu tun. Der Tagesablauf wird komplett durcheinandergewirbelt, weil permanent irgendwelche gesundheitsrelevanten Termine anstehen und weil man gar nicht weiß, ob man eine Verabredung überhaupt einhalten kann, weil es einem schlichtweg zu schlecht geht. Es ist ein recht anstrengender »Job«, wieder gesund zu werden. Bei einer chronischen Erkrankung ist dies gemäß ihrer Definition gar nicht möglich. Man befindet sich in einem persönlichen und gesellschaftlichen Dilemma. »Du musst dir mehr Mühe geben, du schaffst das schon, lass dich nicht hängen, das wird schon wieder ...« – Floskeln, die so verletzend und falsch wie überflüssig sind.

Ich habe mich manchmal in Rechtfertigungs- und Erklärungsnot gesehen, weil ich zumindest unterschwellig meinte herausgehört zu haben, schuld zu sein an meiner Krankheit und den Auftrag zu haben, wieder gesund zu werden. Das erzeugt Druck, Angst, Frustration und Wut. Es wird in unserer Gesellschaft nicht immer akzeptiert, krank, schwach und nicht mehr leistungsfähig zu sein, auch wenn ich selbst überwiegend auf Unterstützung und Toleranz stieß.

Das Thema Schuld ist bei einer chronischen Erkrankung nicht unwesentlich. Dennoch ist niemand schuld, wenn einige seiner Zellen entarten, das Immunsystem den eigenen Körper attackiert oder bestimmte Organe nicht mehr vollständig das tun, was sie sollen, oder sogar ganz ihre Tätigkeit einstellen. Arterien können reißen und eine massive Blutung auslösen, oft an so ungünstigen Stellen wie dem Gehirn. Dafür kann aber niemand etwas. Wir selber nicht, nicht der Nachbar, und es ist auch keine Strafe Gottes. Es ist ein schlimmes Gefühl, für etwas verantwortlich gemacht zu werden, was wir uns sicher nicht gewünscht haben. »Schuld« sollte aus dem Vokabular für chronisch Kranke gestrichen werden.

Trotzdem ist jeder für sich selbst und für seinen Körper verantwortlich. Wie achtsam er damit umgeht, bleibt jedem überlassen. Die Wahrscheinlichkeit, an bestimmten Leiden zu erkranken, ist geringer, wenn ich mich gesund ernähre, viel an der frischen Luft bin, Sport treibe und diverse Risikofaktoren (Rauchen, Alkohol, Drogen und so weiter) meide. Aber all das ist keine Garantie! Starke Raucher bekommen nicht unbedingt Lungenkrebs, aber jemand, der nie geraucht hat, kann trotzdem daran erkranken. Wenn ich sportlich aktiv bin, kann ich trotzdem an einem Herzinfarkt sterben. Und ausgewiesene Krebs- oder Herzinfarkt-Persönlichkeiten gibt es laut neueren wissenschaftlichen Studien definitiv nicht. Die Beispiele ließen sich fortführen.

Es ist nicht neu, sondern, im Gegenteil, sogar eine sehr alte Deutung, dass man Krankheit für eine Strafe hält. »Habe ich jemandem Unrecht getan? Habe ich falsch gelebt? Hat Gott mich verlassen, weil ich dieses oder jenes getan beziehungsweise nicht getan habe?« Fragen, die schnell vertraut klingen – aber nicht zur Heilung beitragen, weil diese Schuldgefühle zusätzlichen Stress verursachen.

Krankheiten zu »interpretieren« ist ebenfalls salonfähig geworden: Jemandem, der Rückenprobleme hat, sagt man, die Last auf seinen Schultern sei zu schwer, ein Infarktpatient nimmt sich alles zu sehr »zu Herzen«, Gallenprobleme werden mit nicht verarbeiteter Wut »wegerklärt«. Der Mediziner und Kabarettist Eckart von Hirschhausen zitiert in seinem neusten Buch Franz Kafka mit dem Satz: »Verbringe die Zeit nicht mit der Suche nach einem Hindernis, vielleicht ist gar keines da!«

Manchmal fühlt man sich als chronisch Kranker sozial ausgegrenzt und stigmatisiert. Ich selbst wählte zu Beginn meiner Erkrankung während der anstrengenden und teilweise mein Äußeres verändernden Therapie die Isolation. Das heißt, ich brach den Kontakt zur Außenwelt weitgehend ab und begrenzte ihn auf Mails und Telefonate. Diese las ich beziehungsweise nahm ich aber nur an, wenn ich genügend Kraft und Energie dazu hatte. Ich erklärte meiner Familie und meinen Freunden, warum ich das so wollte: um zur Ruhe zu kommen, mich zu sortieren und Kraft und Energie für meinen Heilungsweg zu bündeln. Dabei stieß ich beinahe überall auf Verständnis. Eine enge Freundin verstand es jedoch nicht. Sie fühlte sich zurückgesetzt und diese Freundschaft zerbrach, was mich noch immer schmerzt. Im Nachhinein hat es mir gutgetan, Ruhe zu haben, um meinen Weg zu planen und zu überlegen, was jetzt eigentlich wichtig ist. Ich wusste aber immer, dass meine Familie und meine engen Freunde nur einen Anruf von mir brauchten, um diese selbstgewählte Isolation mit einem Besuch aufzuheben.

Anders liegen die Dinge, wenn die soziale Isolation nicht selbstgewählt ist und aufgrund der Erkrankung und deren Folgen unfreiwillig entsteht. Wenn sie als Last, Strafe oder Bürde von den Betroffenen empfunden wird, ist das ein nicht zu unterschätzendes Problem. Und davon hat man als chronisch Kranker sowieso schon genug.

Die Gründe sind so vielfältig wie die Diagnosen. Chronische Krankheiten schränken oft die körperlichen und geistigen Aktivitäten aufgrund von Funktionsstörungen ein. Es ist nicht so einfach, mit Freunden eine Bergtour zu machen, wenn man keine Kraft dazu hat oder sogar auf eine Gehilfe angewiesen ist. Ich hatte selbst auch keine Lust, in ein Restaurant zu gehen, weil ich sowieso keinen Appetit hatte. Aber ich war auch traurig und frustriert, wenn ich aufgrund meiner Einschränkungen auf Dinge verzichten musste, die mir vor der Erkrankung lieb und teuer waren, denn ich bin ein sehr geselliger Mensch mit vielen Interessen. Soziale Isolation kann die Lebensqualität extrem einschränken.

Lebensqualität ist ein wichtiger Faktor bei einer chronischen Krankheit. Und sie spielt auch in den Geschichten der Menschen, denen ich begegnet bin, eine große Rolle sein. Sie ist das, was unser

Leben ausmacht. Wenn die Lebensqualität verringert ist oder sogar ganz zu verschwinden droht, fehlt ein wesentliches Element, das Mut macht, weiterzuleben.

Doch chronisch Kranke haben noch mit einer weiteren Art von Ausgrenzung zu kämpfen: Stigmatisierung. Wir Menschen neigen dazu, in »Schubladen« zu denken. Spricht jemand beispielsweise verwaschen und torkelt durch die Gegend, halten wir ihn sofort für betrunken – ein Zustand, den er selbst verursacht hat. Also ist er selbst schuld, wenn er am Boden liegt ...

Eine solche Begegnung hatte ich vor einigen Monaten. Beim Abendspaziergang mit meinem Mann und unserem Hund sahen wir auf der anderen Straßenseite einen Mann, der torkelte und sichtlich Schwierigkeiten hatte, aufrecht zu bleiben. Mein erster Gedanke war, dass er stark alkoholisiert sein müsse. Ich wollte verhindern, dass er hinfiel und sich verletzte. Daher ging ich zu ihm und fragte, ob ich helfen könne. Er lallte ziemlich unverständlich und ich fragte noch einmal nach. Dann verstand ich, dass er auf dem Weg nach Hause war, weil er dringend ins Bett musste. Ja, dieser Ansicht war ich auch! Irgendetwas kam mir aber komisch vor – er wirkte gar nicht betrunken. Da ich als Krankenschwester sofort mögliche Diagnosen im Kopf hatte, fragte ich, ob alles in Ordnung sei oder er vielleicht einen Arzt brauche. Er verneinte in seiner undeutlichen Sprache und sagte, dass er an Narkolepsie leide und sich deshalb sofort hinlegen müsse. Ein typisches Beispiel von Vorurteil und Stigmatisierung meinerseits. Die genauen Hintergründe kannte ich nicht, fällte aber trotzdem mein Urteil – und lag total falsch! Wir begleiteten den Mann sicher nach Hause.

Aber auch andere Äußerlichkeiten, die eine Folge der chronischen Erkrankung sind, können zu einer Stigmatisierung führen, zum Beispiel Wolfsmale durch Lupus erythematodes (der Sänger Seal und die Spielerin Selena Gomez leiden daran), die gerade das Gesicht stark verändern. Allerdings auch etwas so Unangenehmes wie ein Urinfleck auf der Hose, ohne zu wissen, dass Inkontinenz eine Begleiterscheinung von MS sein kann (Howard Carpendale und Jack Osbourne leiden an dieser Krankheit).

Dazu kommt die eigene Angst, wie man mit den Einschränkungen, die die meisten chronischen Erkrankungen mit sich bringen, weiterleben soll, kann und muss! Operationen, Schmerzen, Dauermedikation, körperliche Beeinträchtigung, Bewegungseinschränkung, sichtbare Narben, auf Hilfe angewiesen sein sind Vokabeln, mit der sich ein Patient mehr oder weniger intensiv auseinandersetzen muss. Hinzu kommt, dass einige krankheitsbedingt als schwerbehindert gelten, was mit entsprechendem Ausweis, den man häufig öffentlich vorzeigen muss, wiederum bedeutet, ein Stigma zu haben, gefühlt einen Stempel mitten auf der Stirn zu tragen.

Chronische Krankheit ist auch deshalb etwas so Besonderes, weil der Patient außer der Erkrankung auch noch ein gewisses Maß an Gesundheit hat, allerdings mit einem erhöhten Risiko für weitere Einschränkungen oder Behinderungen. Diese chronische, also lang andauernde Situation ist von Ungewissheit geprägt. Man weiß nie, wie die empfohlenen und durchgeführten Behandlungsmaßnahmen wirken und ob die Erkrankung voranschreitet, erneut auftritt oder zum Stillstand kommt. Vielleicht leidet man gerade wegen dieser Ungewissheit, nicht richtig gesund zu sein, aber doch immer mit Einschränkungen leben zu müssen. Viele chronisch Kranke kämpfen zusätzlich mit Fatigue, einem Erschöpfungssyndrom, und/oder einer Depression.

Mit diesem Befund ist man jedoch häufig auch etwas vorschnell. Nur, weil man um das trauert, was man verloren hat, ist man nicht

unbedingt depressiv. Es gehört zum Bearbeitungsprozess einer Erkrankung, traurig und antriebslos zu sein. Erst, wenn man über einen
längeren Zeitraum nicht aus dieser Trauer herauskommt, keine (Le-
bens-)Freude, keine Interessen und kein Selbstwertgefühl mehr hat,
spricht man von einer »affektiven Störung«. Alle anderen Symptome
treten eben in existenziellen Krisen und natürlicherweise auch bei gesunden Menschen auf. Die massiven Veränderungen, die chronische
Krankheiten mit ihren Symptomen, Begleiterscheinungen, Handicaps, aber auch wirtschaftlichen und sozialen Einschnitten mit sich
bringen, werden meistens erst im Verlauf der Erkrankung sichtbar.

Mit der Diagnose sind nicht nur die Erkrankten selbst betroffen,
sondern auch ihre Familie, Freunde, Arbeitskollegen und Nachbarn.
Beziehungen und Partnerschaften verändern sich: Der einstmals
starke Partner ist plötzlich schwach und auf Hilfe angewiesen; der
Körper verändert sich, Sexualität ist vielleicht nur eingeschränkt
möglich; ein lang gehegter Kinderwunsch ist in weite Ferne gerückt
oder muss vielleicht sogar ganz aufgegeben werden. Ehen und Familien können daran zerbrechen. Zudem fällt möglicherweise ein
Einkommen weg und so geraten viele Kranke zusätzlich in eine fi-
nanzielle Notsituation.

Ein chronisch Kranker hat also viele »Baustellen«, an denen er
arbeiten muss. Häufig fehlen ihm dazu aber die Kraft und Energie.
In Deutschland gibt es flächendeckend Beratungsstellen, Selbst-
hilfegruppen und ärztlich-therapeutische Versorgung. Aus eigener
Erfahrung weiß ich, dass es guttut, diese Hilfe in Anspruch zu
nehmen. Es braucht aber Zeit, das tun zu können – niemand ist
gerne abhängig von der Hilfe anderer.

Was einigen ebenfalls schwer zu schaffen macht, ist das Mitleid,
das manchmal über sie »ausgegossen« wird. Ich habe mich »fremdge-

schämt« und extrem unwohl gefühlt in meiner Haut, wenn mir das passierte. Vielleicht ist es die Unsicherheit, etwas Falsches zu sagen, vielleicht nehmen die Betroffenen Gesagtes aber auch einfach viel sensibler auf, bewerten es anders als in Zeiten, in denen sie gesund waren. Ich jedenfalls war sehr empfindlich, wenn ich wohlmeinende Ratschläge, Ernährungstipps oder sogar Ursachen für meine Erkrankung »geliefert« bekam – und das meistens ungefragt. Manchmal ist es hilfreich (wenn auch nicht ganz einfach), ehrlich zu sagen, was man fühlt – auf beiden Seiten.

All diese Schwierigkeiten, denen sich meine Geschichtenerzähler nach ihrer Diagnose plötzlich gegenüber sahen, setzten bei ihnen etwas in Gang. Sie mussten eine Entscheidung treffen, wie sie damit umgehen wollten. Um das tun zu können, muss man sich zwangsläufig mit der Situation auseinandersetzen – reflektieren und aktiv werden. Das Gefühl, die Kontrolle zu haben, etwas selbstbestimmt mitzugestalten, gibt einem das Gefühl der Hoffnung – und Hoffnung ist ein starker Motor ...

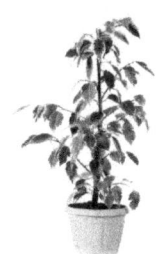

Begegnungen

Für mich sind Begegnungen ein existenzieller Bestandteil meines neuen Lebens mit meiner Erkrankung geworden. Zu Beginn fanden sie überwiegend online statt, als Reaktionen auf einen Fachartikel, später in meinem Blog und dann auch jeden Tag mit den unterschiedlichsten Menschen. Und ich empfinde sie immer neu als etwas, das mich reich macht.

Einige fanden in den Wartezimmern statt, mehr oder weniger zufällig. Mit anderen Menschen sprach ich ganz gezielt, weil sie selbst oder jemand anderes mich darum bat. Manche Kontakte kamen über Freunde zustande, die von meinem neuen Projekt wussten und betroffene Nachbarn, Bekannte oder Verwandte angesprochen haben. Zudem gibt es einige mir völlig unbekannte »Freunde« in den sozialen Netzwerken, die durch meine Bücher, den Blog, Zeitungsartikel, Radiointerviews oder Lesungen auf meine Geschichte aufmerksam geworden waren und mir manchmal ganz ungefragt so viel Offenheit und Vertrauen entgegenbrachten, dass ich überrascht und gerührt war. Einmal sagte ein Geistlicher zu mir, dass ich vielleicht auch so etwas wie eine »Seelsorgerin« sei. Vielleich ist es aber auch so, dass andere in mir den verwundeten Menschen erkennen, der wie sie selbst ist, und daher haben sie das Gefühl, dass ich sie besser verstehen kann, weil ich Ähnliches erlebt habe wie sie.

Tatsächlich habe ich selbst erfahren – und diese Wahrnehmung wurde von meinen Geschichtenerzählern untermauert –, dass es sehr wohl etwas anderes ist, wenn man Dinge laut ausspricht oder sie jemandem erzählt, der nicht unmittelbar betroffen ist, als wenn man sie nur im eigenen Inneren bewegt. Wenn man eine niederschmetternde Diagnose bekommt, ist das soziale Umfeld mit betroffen. Die Erkrankten versuchen dann häufig, ihre Lieben zu schützen und ihnen sogar noch Mut zu machen, statt von ihren Ängsten und Befürchtungen oder ihrer Hoffnungslosigkeit zu erzählen. Ich habe ebenfalls versucht, meinen Mann, meinen Sohn und meine Eltern möglichst wenig mit meinen Befindlichkeiten zu behelligen. Mir stand jeden Tag vor Augen, wie sehr sie litten. Damals ging ich voller Skepsis zu einem Termin bei einem Psychoonkologen – und stellte überrascht fest, dass es guttat, Dinge, die mir durch den Kopf geisterten, laut auszusprechen und dabei die Gewissheit zu haben, dass das mein Gegenüber nicht noch mehr verstörte. Ich nahm bei meinen Geschichtenerzählern dann genau diese Position ein, denn inzwischen hatte ich selbst eine Ausbildung zur Psychoonkologin absolviert.

Ich war jedes Mal aufs Neue dankbar und glücklich, dass ich zuhören durfte. Ich empfand es immer als Geschenk, ins Vertrauen gezogen zu werden. Und eigentlich waren es Wartezimmergespräche, die ich geführt habe, auch wenn sie manchmal im Café oder am Telefon stattfanden, denn alle Geschichtenerzähler warteten auf Zeit und Nähe, brauchten aber auch Distanz und vielleicht so etwas wie eine Erlaubnis, über das zu sprechen, was sie ihren Angehörigen und Freunden nicht zumuten konnten oder wollten.

Einige wenige, deren Geschichte ich gerne gehört hätte, sagten Nein. Ich habe das natürlich respektiert und mich gefreut, dass sie überhaupt darüber nachgedacht hatten. Interessanterweise waren fast ebenso viele Männer wie Frauen dazu bereit, von sich zu erzählen.

Über die Beweggründe einiger »Geschichtenerzähler« könnte ich nur spekulieren, darum tue ich es nicht. Es ist auch nicht wichtig.

Wichtig ist nur, das sie mir Vertrauen schenkten, und das möchte ich keinesfalls enttäuschen. Deshalb habe ich alle Geschichten anonymisiert und die Namen der Protagonisten sind von mir erdacht. Dem aufmerksamen Leser wird schon im Inhaltsverzeichnis aufgefallen sein, dass es allesamt biblische Namen sind. Ich wollte eine Verbindung schaffen. Drei Protagonisten wählten ihren Namen selbst (Eva-Solveig, Lazarus und Johannes). Die anderen waren sehr interessiert daran, warum ich ausgerechnet diese Namen für sie gewählt hatte, und die Diskussion darüber war häufig schon der Einstieg in die Geschichten.

Einen Namen zu haben ist wichtig. Wenn wir unseren Kindern Namen geben, machen wir uns Gedanken darüber. Mein Name ist abgeleitet aus dem griechischen Wort *kore* = Mädchen oder dem lateinischen *cor* = Herz. Und ja – das bin ich. Ich machte mir viele Gedanken über die Namen meiner Geschichtenerzähler und recherchierte lange. Die folgenden Namen sind fast immer Synonyme für meine Protagonisten geworden und ich war einige Male in Verwirrung, mit welchem Namen ich sie denn nun ansprechen sollte. Beim Lesen der Geschichten wird deutlich werden, was die Namen für eine Bedeutung haben. Hier nur ein kurzer Überblick:

Lea ist im Alten Testament die Frau Jakobs. Die lateinische Ableitung bedeutet »Löwin« – eine Kämpferin.

Rafael wird aus dem Hebräischen mit »Gott heilt« abgeleitet und ist einer der Erzengel. In der christlichen Kunst wird er häufig als Pilger mit Stab und Wandertasche dargestellt.

David ist der Hirtenjunge, der gegen den großen Goliath kämpft und siegt und später zum König über Israel wird. »Der Liebling Gottes«, so die Übersetzung, ist der dritthäufigste Name in den hebräischen Schriften der Bibel.

Judith, »die Frau von Juda« oder »Bekennerin«, war eine tapfere Frau, der es durch eine List gelang, ihren Widersacher zu besiegen.

Eva-(Solveig), »die Leben Schenkende« oder »Mutter der Lebendigen«, »Lebensspendende« ist der älteste biblische Name und uns allen aus der Schöpfungsgeschichte bekannt.

Hannah, »die Begnadete«, aber auch »die Liebreizende«, »die Anmutige«, war eine weise Prophetin.

Elisabeth ist die Mutter von Johannes dem Täufer und Freundin und Cousine von Maria, Jesu Mutter. Der Name bedeutet »Gott schwört« oder »der Gott des Schwures« oder »die Gott geweiht ist«.

Miriam ist im Alten Testament die Prophetin und Schwester Mose. Im Neuen Testament ist Mirjam der aramäische Name der Mutter Jesu, ins Lateinische übernommen lautet er Maria. Die Bedeutung des Namens ist unklar, könnte aber »Meerestropfen« heißen.

Lazarus, gleichbedeutend mit »Gott hat geholfen«, ist bekannt, weil er von Jesus von den Toten auferweckt wird.

Johannes wird mit »Gott ist gnädig« übersetzt. Johannes der Täufer und der Apostel Johannes sind aus dem Neuen Testament bekannt.

Die meisten Namen sind mir nicht einfach so eingefallen, aber wie sich im Nachhinein herausstellte, passten alle ausgezeichnet, ja sogar so gut, dass wir bei unseren Gesprächen manchmal eine Gänsehaut bekamen – es gibt eben keine Zufälle.

Was sind nun eigentlich Begegnungen? Für mich persönlich waren sie ein wesentlicher Bestandteil auf meinem Heilungsweg. Der Begriff an sich wird als »starke Verringerung des räumlichen Abstands zweier Objekte oder Subjekte« definiert. Das kann ich nur bestätigen! Bei den vielen Begegnungen, die ich hatte, kam ich den Menschen teilweise sehr nahe – und sie mir. Und genau das war und ist das Besondere an diesen Begegnungen.

Ich arbeite gerne wissenschaftlich, aber mir war von Anfang an klar, dass diese Geschichten nicht in eine wissenschaftliche Studie passen würden. Dennoch wollte ich den Interviews beziehungsweise den Gesprächen eine Struktur geben und entwarf deshalb einen Leitfaden (wissenschaftlich genutzt wäre es ein »halbstandardisiertes Leitfaden-Interview) mit offenen Fragen. Meist war er nicht nötig, da die Gespräche von selbst in dieselbe Richtung gingen.

Die Gespräche dauerten alle mindestens zwei bis drei Stunden, die meisten sogar deutlich länger. Mit fast allen sprach ich ein zweites oder drittes Mal, um Verständnisfragen zu klären oder um zu erfahren, wie es ihnen gerade ging. Sofern nicht schon vorhanden, entwickelte sich tatsächlich so etwas wie eine »Beziehung« zwischen uns. Die Gespräche waren immer sehr emotional, nicht selten flossen Tränen, es wurde aber auch viel gelacht und es war immer sehr anstrengend – für beide Seiten!

Manchmal schrieb ich die Geschichten sofort im Anschluss auf, manchmal musste ich das Gehörte erst sacken lassen, und sehr oft träumte ich von meinen Geschichtenerzählern. Es sind eben keine

»normalen« Geschichten, sondern ganz besondere – von besonderen Menschen.

Mit einer jetzt chronischen, aber vormals lebensbegrenzenden Erkrankung werden andere Dinge wichtig – etwas, das außerhalb messbarer Größen liegt und über das irdische Leben hinausgeht. Daraus entwickelte sich die grundsätzliche Fragestellung für die Geschichten meiner Protagonisten:

Wie schaffen es Menschen mit chronischen, lebensbegrenzenden oder überstandenen lebensbedrohlichen Erkrankungen, ein »gutes oder gelingendes Leben« zu führen? Was veränderte ihr Leben? Was hat sie getragen? Wie geht es im Leben oder nach dem Tod weiter?

Das sind die Ausgangsfragen. Es sind die gleichen, die ich mir selbst auch gestellt habe und für die ich eine beziehungsweise meine Antwort gefunden habe.

Es zeigte sich, dass es so etwas Ähnliches gibt wie einen gemeinsamen Nenner, oder vielleicht sogar ein Muster? Was trägt durch ein möglicherweise »lebenslanges Leben« mit einer chronischen Erkrankung, mit Beeinträchtigungen, Schmerzen, Handicaps, Stigmatisierung, Scham und Angst?

Die Fragen konnten beantwortet werden, so viel sei schon jetzt verraten. Jeder meiner »Geschichtenerzähler« lieferte mir dabei eine ganz persönliche Antwort auf meine universelle Frage: »Was trägt?«

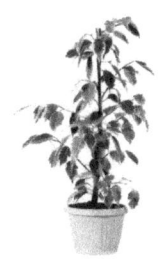

Hoffnung

Ungewissheit war mir schon immer unerträglich. Nicht zu wissen wie, ob und warum es weitergeht, verunsichert mich kolossal und macht es mir schier unmöglich, länger als bis zum nächsten Tag zu planen. Bekam ich eine Einladung (und ich bekam sehr viele in meiner akuten Krankheitsphase), beließ ich es meistens bei vagen Aussagen, ob ich kommen würde oder eben nicht. Urlaube oder Termine in fernerer Zukunft plante ich überhaupt nicht. Diese Ziel- und Planlosigkeit war für mich nicht eben mutmachend und genau das hörte ich auch in den vielen Geschichten: Menschen in schweren Krisen brauchen einen »Motor«, um weiterzumachen, nicht aufzugeben und weiterzuleben – sie brauchen Hoffnung!

Meine Geschichtenerzähler bekamen ähnlich wie ich selbst viele gut gemeinte Ratschläge: »Du musst positiv denken, sei optimistisch, dadurch verbessern sich deine Heilungschancen ...« Dass diese Art von Äußerungen Druck auf den Kranken ausüben, ist wissenschaftlich belegt. Denn wenn es eben nicht wie gewünscht positive Erfolge zu verzeichnen gibt, hat man zusätzlich auch noch Scham- und Schuldgefühle, weil man wohlmöglich nicht genug oder richtig positiv gedacht oder die Hoffnung aufgegeben hat.

Viktor Frankl ist aus meiner Sicht einer der berühmteste Vertreter für den Aspekt Hoffnung, selbst in hoffnungslosen Lagen. Gelang es ihm doch trotz des Verlustes seiner Familie im KZ und seiner eigenen Gefangenschaft die Wahl für die Hoffnung zu treffen: »Selbst die widrigsten Umstände können uns die Wahl lassen, wie wir sie erleben. In Verzweiflung und Angst oder mit Mut und Würde.«[1]

Eine Wahl zu haben – und sei es in existenziellen Lebenskrisen »nur« die Wahl, wie ich die aktuelle Situation betrachten will –, ist aus eigener Erfahrung sehr hilfreich. Irgendwann kam ich an den Punkt, an dem ich wusste, ich kann jetzt verzweifeln oder versuchen, die Zeit, die ich habe, zu genießen. Ich habe meine Perspektive verändert, was an der eigentlichen Situation von 40 Lebermetastasen natürlich erst einmal nichts veränderte, aber ich hatte meine Wahl getroffen und das gab mir Freiheit. So wie Viktor Frankl besser formulierte, dass es »die letzte der menschlichen Freiheiten« ist, »sich zu den gegebenen Verhältnissen so oder so einzustellen«.

Viele chronisch kranke Menschen haben Angst vor Kontrollverlust. Wenn eine schwerwiegende, chronische Erkrankung diagnostiziert wird, entgleitet einem vieles. Man fühlt sich hilflos und ohnmächtig. Sich bewusst zu machen, dass einem aber immer die Wahl bleibt, wie man sich zu der neuen Lebenssituation stellt, vermittelt das Gefühl, wieder Herr oder Herrin der Situation zu sein.

Positives Denken und Hoffnung sind jedoch zwei Paar Schuhe. Es gibt viele verschiedene wissenschaftliche, medizinische, philosophische und theologische Definitionen von Hoffnung. Und sie beinhalten oft ganz verschiedene Aspekte: das Gefühl von Handlungsfähigkeit, Präsenz, Geborgenheit, Freiheit und der Wunsch nach einer besseren Zukunft, was immer das auch für jeden Einzelnen bedeuten mag. Hoffnung ist ein sehr kraftvolles Werkzeug, aber auch eine Entscheidung. Sie kann erlernt werden und ist sogar ansteckend.[2]

Meinen Geschichtenerzählern und mir war von Anfang an bewusst, dass es nicht so einfach ist, wie es sich spricht oder liest, und es war auch später nicht immer einfach, danach zu leben, aber dennoch half es oft über viele dunkle Stunden, einen Hoffnungs-schimmer am Horizont zu sehen. Oder, wie Frankl es wieder treffend formuliert: »Wie oft sind es erst die Ruinen, die den Blick freigeben auf den Himmel.«[3]

Nach der ersten Chemo-Therapie brachte mir mein erwachse-ner Sohn Malte einen etwa handgroßen »Engel der Hoffnung« ins Krankenhaus. Es war ein Symbol – ein Versprechen, dass ich nicht alleine bin. Weder ich noch meine Geschichtenerzähler wussten, wie das Leben weitergehen oder ob es überhaupt weitergehen würde. Aber irgendwie gelang es uns allen, weiterzumachen, und auch wenn es nicht leicht war, schien die Hoffnung durch alle Geschichten hindurch.

Ich habe viel recherchiert, Bücher gelesen, mit meinen Geschich-tenerzählern darüber gesprochen und Familie, Freunde, Pastorinnen, Priester und sogar einen Philosophen befragt. Ich könnte eine gan-ze Zitatensammlung zusammentragen und dennoch gibt es keine einheitliche Definition von Hoffnung – natürlich nicht! Bei vielen Spaziergängen mit meinem Hund habe ich versucht, eine für mich gültige Antwort zu finden.

»Hoffnung ist eine subjektive Vorstellung dessen, was für die Zukunft als wahrscheinlich erachtet wird.«[4] Das ist eine mögliche der vielen Definitionen, die ich gefunden habe, aber nach meiner An-sicht greift sie ebenfalls zu kurz. Für mich ist Hoffnung ein Warten oder Ersehnen von etwas Gutem – so wie ich mir immer vorstelle, wie es sich anfühlt, wenn mir mein behandelnder Arzt sagt, dass alle Untersuchungsergebnisse in Ordnung sind.

Ein Freund, der katholischer Priester ist, sprach von »Hoffnung als Tür, die offen steht«, man muss nur hindurchgehen. Das Bild kann ich für mich gut aufgreifen. Ich fand eine weitere Aussage, die dazu passt[5]. Das Wort »Exitus«, das als medizinischer Terminus den tödlichen Ausgang einer Krankheit beschreibt, kommt aus dem Lateinischen und heißt eben eigentlich »Ausgang« – so wie wir es aus dem Englischen auch heute noch kennen (»exit«). Wobei ein Ausgang immer auch ein Durchgang zu einem anderen Raum ist.

Der Tod scheint die ultimative »Bedrohung« zu sein, wenn man keine Hoffnung hat. Mit dem Blick auf den möglichen Tod bei einer chronischen Erkrankung sind wir fast gezwungen, einen Sinn in unserem Leben zu finden, solange wir noch Zeit haben.

Hoffnung und Sinn beziehungsweise die Suche danach bedingen sich. Und damit ist Hoffnung nicht passiv, sondern eine aktive Suche, die bei jedem Menschen individuell verschieden ist und sich in Bezug auf die Ziele diese Suche verändert oder neu entwickeln muss – so wie in meiner ersten Geschichte ...

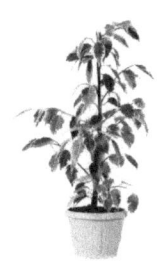

Lea und Rafael

Die erste Geschichte, die ich erzählen möchte, ist eine ganz besondere. Sie hat nichts mit einer chronischen Erkrankung zu tun. Das ist auch ein Grund, warum sie nicht bei den anderen Geschichten im zweiten Teil des Buches steht. Ein weiterer ist der, dass Rafael den Namen eines biblischen Engels trägt, weil er jetzt bei seinesgleichen ist, wie Lea glaubt. Rafael ist tot. Dass die Geschichte der beiden im Kapitel »Hoffnung« ihren Platz gefunden hat, mag auf den ersten Blick absurd erscheinen, hängt aber damit zusammen, dass die Geschichte trotz des tragischen Schicksals von Rafael und Lea aus meiner Sicht eine große Hoffnungsgeschichte ist.

Lea wächst mit ihrer Schwester wohlbehütet in einer kleinen Stadt in einem Unternehmerhaushalt auf. Mit 28 Jahren lernt sie durch gemeinsame Freunde den fünf Jahre älteren Rafael kennen und lieben. Eine echte »Love Story«: Beide sind jung, sportlich, gutaussehend und voller Lebensfreude. Rafael ist ein erfolgreicher Geschäftsmann in der kleinen Stadt und im Freundeskreis sind beide gern gesehene Gäste. Es gibt viele gemeinsame Interessen. Rafael ist begeisterter Tennisspieler und Lea sitzt beim Training und bei Turnieren auf der Zuschauertribüne und jubelt ihrem Helden zu. Beide reisen gerne und sie unternehmen einige Fahrten mit einem Kreuzfahrtschiff. Lea zieht nach einiger Zeit mit in die große, helle Wohnung von Rafael. Eine glückliche Zeit voller Hoffnung, Zukunftspläne und Liebe.

Nach fast zwei Jahren Beziehung beginnen sie, ihr gemeinsames Leben zu planen: Sie wollen irgendwann eine Familie gründen und vorher ein Haus bauen. Dazu kaufen sie ein Grundstück im Nachbarort. Das Grundstück ist groß. Ein kleiner Teich befindet sich darauf und es ist dort uneben, überwachsen von Gräsern, Gestrüpp und kleinen Sträuchern. Es bedeutet beiden sehr viel, dort zu sein, Steine an die Seite zu tragen und ihr zukünftiges Haus im Geist zu planen und vor sich zu sehen.

An einem kalten Wintertag Anfang Februar treffen sich Rafael und Lea wie so oft in ihrer Mittagspause an Leas Arbeitsplatz. Sie essen eine Kleinigkeit, albern herum und besprechen, wer die Einkäufe für die nächsten Tage erledigt. Lea erkundigt sich, wie es Rafael geht. Seit einigen Wochen schleppt er einen grippalen Infekt mit sich herum. Es scheint besser zu werden und Rafael erzählt, dass er, bevor er wieder an die Arbeit geht, noch einmal am Grundstück vorbeifahren will, um nach dem Rechten zu sehen. Lea küsst Rafael zum Abschied und winkt ihm nach.

Am späten Nachmittag stehen plötzlich zwei Polizisten an Leas Arbeitsplatz vor ihr und teilen ihr mit, dass Rafael tot im Teich auf ihrem gemeinsamen Grundstück gefunden wurde. Ihre Welt steht in diesem Moment still.

Bei der anschließenden Obduktion stellt sich heraus, dass Rafael, vermutlich durch den Infekt, an einer akuten Herzmuskelentzündung litt. Infolge einer möglicherweise dadurch ausgelösten Herzrhythmusstörung kam es zu einer Bewusstlosigkeit, bei der er in den Teich stürzte und ertrank. Rafael war damals 37 Jahre alt.

Leas Lebensgeschichte wird für immer untrennbar mit Rafael verbunden sein. Die Stunden, Tage, Wochen und Monate danach erlebte Lea zum Teil wie in einem (Alb-)Traum. Gespräche in dieser Zeit und die Beerdigung von Rafael sind für sie nur vage Erinnerungen. Ihre Welt war zerbrochen.

Ich traf Lea das erste Mal etwa zwei Monate nach dem Tod von Rafael. Sie konnte nicht arbeiten und war krankgeschrieben. Dann sah ich sie erst wieder, als es Herbst wurde, also fast ein dreiviertel Jahr nach dem verhängnisvollen Tag, an dem die Liebe ihres Lebens starb.

Die zweite Begegnung mit dieser jungen, hübschen Frau ist der eigentliche Grund, warum aus meiner Sicht diese Geschichte eine Hoffnungsgeschichte ist. Die Erfahrung, die Lea machen musste, war so furchtbar, dass ihr die Ärzte eine Depression attestieren und sie zu einer Kur schicken wollten. Es war ihr größter Albtraum, jetzt auch noch aus ihrem Zuhause weg zu müssen. Ihre Familie und die Familie von Rafael, zu der sie weiter engen Kontakt pflegte, haben ihr in der Trauerphase Halt und Schutz gegeben. »Ich wäre an Heimweh eingegangen«, sagte sie selbst.

Ich habe sie nicht als depressiv erlebt. Nur voller Trauer, Fassungslosigkeit, Wut und Angst. Aber wer würde sich anders verhalten, hätte er Ähnliches erlebt? Ihr Empfinden und ihr Zustand waren nicht pathologisch, sondern eine ganz normale menschliche Reaktionen nach einem Schicksalsschlag. Es gibt kein »Maß«, wie lange Trauer, Verzweiflung und Angst vor der Zukunft dauert oder dauern darf. Und auch nicht, wie man seine Trauer gestaltet. Ob man sich ablenkt oder lieber zu Hause bleibt, darüber reden möchte oder lieber schweigt. Manche Menschen stürzen sich in Aktivitäten, andere ziehen sich in sich selbst zurück. Es gibt kein Richtig oder Falsch, sondern nur einen ganz persönlichen Weg, wie man mit der Trauer umgeht. Man hat die »Freiheit«, seine Haltung zu wählen. Und das braucht eben vor allem Zeit.

Bei unserer zweiten Begegnung umarmten wir uns und in ihren Augen waren Tränen und Trauer. Als ich sie fragte, wie es ihr ergangen sei, erzählte sie, wie schwer es sei, einfach nur weiter zu atmen und zu leben. Dass es Tage gäbe, an denen sie sofort zum Grab von Rafael fahren müsse, um bei ihm zu sein. Dann redete sie mit ihm, so wie sie es früher auch getan hatte, erzählte von ihrem Tag, was sie bewegte und dass sie ihn vermisste.

Ein paar Tage später schickte sie mir Fotos vom Grabstein, den sie hatte aufstellen lassen. Es sind sieben verschiedene Steine in Form von Puzzleteilen, die miteinander verbunden oder einzeln über die Grabstätte verteilt sind. Auf einem befindet sich ein Herz, einen anderen ziert ein Tennisschläger, weil das Rafaels großes Hobby war. Weitere Steine wurden von Lea, den Eltern und der Schwester gestaltet. Als ich das Bild der Grabstätte sah, wurde mir noch einmal deutlich, wie unvollständig das Lebensbild der Familie von Rafael und Lea in Zukunft sein wird. In ihrem Lebensbild wird immer ein Puzzlestein fehlen.

Ich konnte aber auch spüren, dass wieder eine neue Kraft in Lea war und der Hunger nach Leben sich ganz vorsichtig an die Oberfläche kämpfte. Lea hatte eine unsagbar schwere Zeit hinter sich. Sie hatte ihre Familie und Freunde an ihrer Seite – und einen Funken Hoffnung, der noch sehr klein war, aber ich bin sicher, dass er langsam größer wird.

Hoffnung ist ein starkes Gefühl. Für Lea hat es auch mit Dankbarkeit zu tun – dankbar zu sein für die schönen Erinnerungen, die ihr nichts und niemand nehmen kann. Sie hat ihre Wahl getroffen und sich von Anfang an für das Leben entschieden, leider ohne Rafael, aber dennoch für ihr Leben. Denn das wird weitergehen. Schritt für Schritt. Sie steht nach so kurzer Zeit sicher erst am Anfang, ihr Blickwinkel hat sich bereits verändert, ein neues Leben mit neuen Zielen ist noch im Entstehen, aber es hat bereits begonnen.

Von Geschichten, die das Leben schreibt

Ich schreibe schon lange und viel. Und ich lese auch gerne und viel. Querbeet: Sach- und Fachbücher, Biografien, Belletristik und auch mal Klassiker. Einige Male war ich schon versucht, einen Roman zu schreiben, und bin bisher kläglich gescheitert. Vielleicht fehlt mir die Fantasie?

Als ich meine Geschichtenerzähler traf, wurde mir schnell klar, dass ich mich nicht weiter um eine fiktionale Geschichte bemühen muss, denn was ich hörte, kann man sich nicht interessanter, authentischer, hoffnungsvoller, traurig-schöner und großartiger ausdenken. Darum erzähle ich hier ganz einfach die realen Geschichten, die das Leben schreibt.

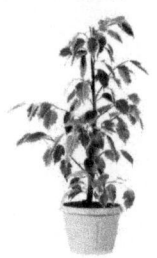

Im naturheilpraktischen Wartezimmer
mit David

Ein paar Monate nach meiner Diagnose beschäftigte ich mich ausführlich mit alternativen beziehungsweise supportiven und komplementären Behandlungsmethoden. Das fiel mir als jemand, der jahrzehntelang in der Schulmedizin gearbeitet hatte, gar nicht so leicht. Ich war fest davon überzeugt, dass die Schulmedizin die ultimative Lösung ist. Nach dem Versagen der Chemo kamen mir begründete Zweifel. Wahrscheinlich stellte ich die noch relativ neue Immuntherapie auch deshalb in Frage, um mich aber – Gott sei Dank – eines Besseren belehren zu lassen.

Jedenfalls schloss ich nicht mehr dogmatisch andere Wege für mich aus und stürzte mich daher in eine umfassende Recherche. Im Nachhinein betrachtet muss ich Hoffnung gehabt haben, sonst hätte ich mich wohl nicht auf die Suche nach neuen Wegen gemacht.

Die »Gesellschaft für biologische Krebsabwehr« in Heidelberg war mir schon bekannt. Ich las viel darüber und telefonierte zweimal mit Mitarbeitern der »Beratungssprechstunde«, die extrem freundlich und hilfsbereit waren und mir viele nützliche Infos zukommen ließen. Unter anderem eine Adressliste von Ärzten, die sich in diese Richtung orientierten. Und so stieß ich auf die Gemeinschaftspraxis von Dr. S., der seither nur mein »Bio-Doc« ist.

In dieser Praxis bieten die Ärzte Naturheilkunde und komplementäre Onkologie an und, das fand ich dann doch wichtig, es sind approbierte Schulmediziner. Das schien mir vertrauenswürdig. Die

Arzt-Patienten-Beziehung muss von Vertrauen geprägt sein, sonst ist sie nicht tragfähig, und das beeinflusst die Therapie. Dr. S. gewann sehr schnell mein Vertrauen, bestach durch seine Ehrlichkeit, seine Kompetenz in supportiven Behandlungsmethoden (und auch als Schulmediziner) und durch seinen hoffnungsvollen, ehrlichen und trotzdem mutmachenden Humor.

In meinem gesamten Krankheitsverlauf haben diese alternativen Behandlungsmethoden eine wesentliche Rolle gespielt, vielleicht auch, weil ich jetzt bereit war, mich intensiv damit auseinanderzusetzen. Vielfach wird über den »Placebo-Effekt« diskutiert. Ich persönlich denke, dass das für alle medizinisch-pflegerischen Interventionen eine Rolle spielt. Auch dazu gibt es diverse wissenschaftlich Untersuchungen. Jeder weiß, wie gut es sich anfühlt, wenn wir mit einem ordinären grippalen Infekt im Bett liegen und uns jemand eine wohlschmeckende Hühnersuppe bringt, uns das Kissen aufschüttelt oder unsere fieberheiße Stirn mit einem kühlen Waschlappen abtupft. Es ist nicht nur die tatsächlich immunaktivierende Suppe, sondern das Bewusstsein, dass sich jemand für uns die Mühe gemacht hat, sich um uns kümmert und für uns da ist. Was für ein heilsames Gefühl!

Die Wirkung eines Placebos, eines Scheinmedikaments oder einer Scheinintervention, beruht laut wissenschaftlichen Erkenntnissen wohl am ehesten auf positiver Erwartungshaltung, Suggestion und Konditionierung mit positiven Veränderungen des subjektiven Befindens bis hin zu günstigeren Krankheitsverläufen, Remissionen oder Spontanheilungen. Damit wären wir wieder bei der Hoffnung. Zuwendung ist heilsam.

Es gibt allerdings auch den Nocebo-Effekt (lateinisch nocere, schaden): eine scheinbare unerwünschte Wirkung. Wenn man zum Beispiel daran denkt, dass einen bei einer Chemo sicher schwere

Übelkeit trifft, wird sie möglicherweise häufiger oder stärker auftreten.

Zudem gibt es in diesem Bereich auch Scharlatane und es ist sicher wichtig zu prüfen, was einem versprochen und angeboten wird – und was der Anbietende davon hat.

Nach diesem kurzen Exkurs zurück zur biologischen Krebsabwehr, die wissenschaftlich gesichert ist und ein ganzheitliches Konzept des Menschen und seiner Behandlung im Fokus hat. Für mich spielt es faktisch keine Rolle, was da genau bei mir gewirkt hat, ob die abgeschlossene Immuntherapie, ein Placebo-Effekt, die supportiven Maßnahmen (wobei bei mir auch Osteopathie, Yoga, Gebetsmeditation, gesunde Ernährung und viel Bewegung an der frischen Luft dazukam) oder die komplette Veränderung des (Berufs)-Lebens. Wichtig waren für mich in erster Linie die vielen Gebete und Gottes Hilfe, die Liebe meiner Familie und Freunde und die Hoffnung.

Im Wartezimmer meines »Bio-Docs« sitzen viele schwerkranke Menschen, die andere Wege beschreiten wollen als die der Schulmedizin und die sich das auch finanziell leisten können beziehungsweise wollen. Es herrscht eine andere Atmosphäre, obwohl auch hier augenscheinlich viel los ist. Es bleibt immer Zeit für einen Plausch mit den netten Schwestern und ich habe nie jemanden über lange Wartezeiten meckern hören – wobei diese auch im Vergleich zu anderen Praxen nicht überdurchschnittlich lang sind.

Das Wartezimmer ist unspektakulär. Es gibt eine Kinderecke, die üblichen Zeitschriften und tatsächlich ein paar große Topfpflanzen. Auch hier unterhalten sich die Patienten flüsternd mit ihrer Begleitung, ab und zu gibt es einen Blickkontakt und seltener entwickeln sich kurze Gespräche. Manchmal treffe ich Frauen mit

Tuch oder Mütze auf dem Kopf und ihre durchscheinende Haut verrät ihre Erkrankungen. Tatsächlich finde ich viele dieser Frauen ausgesprochen hübsch, sind die Gesichtszüge meistens sehr klar sichtbar, offen und nicht maskenhaft. Natürlich auch angestrengt, müde oder voller Angst – aber irgendwie offener. Ich habe das auch bei mir wahrgenommen, dass alles Maskenhafte aus meinem Gesicht verschwunden war und Gefühle sich sehr deutlich darin spiegelten. Aber ein Pokerface hatte ich sowie noch nie.

Genau das sah ich in dem Gesicht des Mannes, der so zerbrechlich wirkte und dennoch mit einer großen Würde das Wartezimmer betrat.

David

Es gibt Momente, da hat man das Gefühl, ein Sonnenstrahl erhellt plötzlich den Raum, wenn ein bestimmter Mensch in Erscheinung tritt. Dieses Gefühl hatte ich, als ich David das erste Mal traf. Von Betreten des Raumes konnte allerdings nicht die Rede sein, rollte er doch in einem Sport-Rollstuhl ins Wartezimmer, geschoben von einem älteren Herrn.

Ich möchte den bildhübschen jungen Mann (35 Jahre) hier gerne »David« nennen, da er mir sofort als sehr stark erschien. Wie sehr sich diese Eingebung als wahr erweisen sollte, wurde klar, als ich die Gelegenheit bekam, länger mit ihm zu plaudern. Er kämpfte tatsächlich gegen einen scheinbar übermächtigen »Goliath«: eine chronisch-primär-progrediente, also von Beginn an fortschreitende Multiple Sklerose, die ohne Schübe und Remissionen verläuft. Seit Herbst 1999 war er daran erkrankt, auch wenn erst 2001 die Diagnose als gesichert galt. MS zu diagnostizieren ist nicht ganz einfach, da das Erscheinungsbild beziehungsweise die Symptome oft untypisch sind. Bei David fing es mit Doppelbildern und einer Lähmung des Gesichtsnervs (Fazialisparese) an. MS ist bis heute offiziell nicht heilbar und wird überwiegend symptomatisch behandelt, wobei sich der Verlauf sehr oft positiv beeinflussen lässt. Damit gehört David zu den vielen chronisch kranken Menschen, die lernen müssen, mit ihrer Krankheit zu leben.

David war 21, als er die Diagnose bekam. Nach dem Abitur und einer abgeschlossenen Lehre als Schifffahrtskaufmann hatte er eigentlich geplant, in eine neue Wohnung zu ziehen, und seine in der Nähe lebenden Eltern waren über die Diagnose entsprechend schockiert. Der Vater, ein Apotheker und damit ausgebildeter Schulmediziner, fing an, umzudenken und sich mit alternativen Behandlungsformen (zum Beispiel Bioresonanz) auseinanderzusetzen.

Als wir jetzt im kleinen Behandlungsraum der Praxis ins Gespräch kommen, sagt David über seine Mutter, die vor zweieinhalb Jahre gestorben war, sehr liebevoll:»Meine Mutter gab uns immer Antrieb. Sie sagte, dass wir einen Weg finden werden.«

David ist dauerhaft auf den Rollstuhl angewiesen, weil er sich alleine nicht aufrecht halten kann, weder im Stehen noch im Sitzen, er hat Spastiken in den Beinen, leidet an einer Blaseninkontinenz und an Schluck- und Sprachstörungen. Das lange Reden strengt ihn sichtlich an und seine Sprache wird im Lauf unseres Gesprächs langsam undeutlich. David ist genervt. Er hat etwas zu sagen und sein wacher Geist ist viel schneller als sein eingeschränkter Muskelapparat.

Um eine Pause für ihn zu ermöglichen, erzähle ich ihm meine Geschichte und er hört aufmerksam zu, nickt häufig wissend und verstehend und stellt am Ende sehr empathisch ein paar Fragen, die er offensichtlich aus meinen Zwischentönen herausgehört hat. Das überrascht mich nicht, denn irgendwie haben wir einen Draht zueinander.

Als er sich etwas erholt hat, kann er weitersprechen und berichtet von seiner Berentung gleich nach Ausbildungsende, seiner hundertprozentigen Schwerbehinderung, seiner Pflegestufe und seinem Kampf gegen einen weiteren Goliath: die Krankenkasse. Seit 2011 prozessiert er wegen der Kostenübernahme für die alternativen medizinischen Behandlungen. Das irritiert mich. Dieser Sonnenschein erscheint mir so gar nicht streitlustig, was ich ihm auch gleich so sage. Er lacht und meint, dass es ihm sogar Spaß gemacht habe, vor Gericht zu gehen, denn er wollte einen Präzedenzfall schaffen und für Gerechtigkeit kämpfen. »Und außerdem war ich noch nie vor Gericht. So habe ich das auch mal erlebt.«

Da bin ich wieder ganz bei ihm, weil ich selbst dieses Gefühl kenne, etwas ganz bewusst zu tun, weil ich nicht weiß, wie oft sich bestimmte Möglichkeiten noch ergeben werden.

Als ich ihn nach seinem Krankheitserleben frage, erzählt er mir von seinem Alltag. Er ist ledig, in keiner Beziehung – dieser wirklich sehr gut aussehende Mann mit den strahlenden Augen, die durch ein Krankheitssymptom, Nystagmus, oft zu »tickern« anfangen, dürfte reihenweise Herzen brechen. Durch seine massiven Bewegungseinschränkungen braucht er bei der täglichen Hygiene Hilfe. Er kann sich nicht alleine anziehen und in den Rollstuhl setzen. Es kommen jeden Morgen Pflegekräfte, um zu helfen, denn er lebt alleine. Von morgens bis zum Mittag ist er bei seinem Vater, der in unmittelbarer Nähe wohnt und für ihn kocht und dessen Garten er sehr liebt. Kommunikation, soziale Medien, lesen, fernsehen – all das ist aufgrund seiner körperlichen Einschränkungen nicht möglich. Er hört gerne Radio, Klassik, Kabarett, Rock und Pop. Und er ist leidenschaftlicher Schachspieler, was mich ebenfalls nicht überrascht. Dass er ein sehr intelligenter junger Mann ist, kann man an seinem feinen Humor und seiner gewählten Sprache erkennen. Er spricht langsam und überlegt, und was er sagt, hat Tiefgang. Er schläft viel, sagt David, mit einem etwas traurigen Unterton. Fatigue, also ein Erschöpfungszustand und beinahe chronische Müdigkeit, ist ein Symptom, das nicht nur Tumorpatienten kennen. »Und ich habe richtig viele feste Termine in der Woche«, erzählt David. »Dreimal kommen Ergotherapeuten, einmal die Woche Krankengymnastik und mindestens zwei Arzttermine. Das ist ein echter Manager-Job.«

Ja, er wirkt, als wäre er »very busy«. Vorsichtig frage ich nach seinem Freundeskreis. Wieder lacht er – wie so oft im Verlauf unseres Gesprächs. »Sehr groß und ich habe auch intensiven Kontakt zu meiner Familie. Wir gehen oft zusammen essen. Aber manchmal bin ich auch zu müde.« Der ältere Herr, der ihn begleitet, ist ein Freund, der sich sehr oft um David kümmert und wie er begeistert Schach spielt.

»Mich ärgert, wenn die Leute über mich sprechen, als wäre ich gar nicht da oder bescheuert. Sie unterhalten sich tatsächlich über meinen Kopf hinweg, als wäre ich nicht anwesend. Das macht mich wirklich wütend, obwohl ich psychisch stabil bin. Ich habe auch keine Depressionen wie so viele in meiner Situation«, antwortet David, als ich nach seiner emotionalen und psychischen Verfassung frage. Es wäre für mich nachvollziehbar gewesen, aber seine fröhliche, mutmachende Heiterkeit lässt mich nicht daran zweifeln, dass es genau so ist, wie er sagt.

David schöpft viel Kraft aus seiner Familie, das wird besonders deutlich, wenn er von seiner verstorbenen Mutter spricht. Er ist evangelisch und von seinem Elternhaus aus christlich geprägt. Die Intensität oder Qualität (wenn man es denn so nennen kann) des Glaubens hat sich mit der Diagnosestellung verändert. Er sei sehr naturverbunden und liebe es, draußen zu sein. »Die Natur ist eine Kraftquelle für mich«, sagt er.

Bei einer Reise nach Ibiza 2003 besuchte er einen Geistheiler. Durch seine feinfühlige Art merkt er, dass ich bei dieser Geschichte etwas zusammenzucke, und schenkt mir ein verrutschtes Lächeln, das mich ebenfalls zu einem schuldbewussten Lächeln bringt, weil es mir natürlich nicht zusteht, seine Erlebnisse zu bewerten. Entweder hat er meine Reaktion vorhergesehen oder sogar provoziert. Jedenfalls versucht er gleich eine Erklärung. »Ich meine damit eine göttliche Kraftquelle. Durch Handauflegen wurde mir eine Art Energie übertragen und ich habe sehr deutlich den Geruch von Rosen wahrgenommen – und die Anwesenheit des Kapuzinermönches und verstorbenen Heiligen Pater Pio. Ein Bild von ihm hängt über meinem Bett«, erzählt mir David und ignoriert meine gerunzelte Stirn völlig. Anscheinend ist er diese Art von Skepsis gewohnt. Ich schäme mich und beschließe, mich mit einem persönlichen Statement zurückzuhalten. Wie könnte ich auch seine Erlebnisse infrage stellen?

Trotzdem verwickele ich ihn in ein Gespräch über seinen Glauben und frage ihn, ob er eine Rolle für seine Krankheitsbewältigung spielt. »Ja, Glaube schon – Kirche nein. Ich begegne Gott in der Natur«, fasst er sein religiöses Leben knapp zusammen. Das scheint eine besondere Fähigkeit von David zu sein. Er bringt seine Anliegen sehr schnell auf den Punkt. Muss er wohl auch, denn er wirkt zunehmend erschöpft und ich habe ein schlechtes Gewissen, ihn so lange zu fordern.

Wir sind nun schon zwei Stunden hier im Behandlungszimmer, während er Infusionen bekommt. Zwischendurch schaut immer wieder eine Schwester herein und prüft, ob die Infusion noch richtig läuft. David hofft auf die Wirksamkeit der alternativen Behandlungsmethode und wirft ein, dass seine Erkrankung auch seinen Vater »auf ein anderes Gleis« gebracht habe. »Er hat umgedacht und sich auch mit Bioresonanz und so etwas beschäftigt«, erklärt David. »Er ist, wie ich auch, wohl ein anderer Mensch geworden.«

Das will ich genauer wissen und frage ihn, was er konkret damit meint. Sein Fokus habe sich verändert, antwortet er. Was früher notwendig war, ist heute für David nicht mehr wichtig – die Prioritäten haben sich verschoben. »Ich habe Hoffnung. Ich will das Gute in allem sehen und ich will an meine Träume glauben. Ich würde gerne einmal wieder Fußball spielen. Es ergibt alles einen Sinn. Die Krankheit ist jetzt meine Aufgabe.«

Nach dieser Aussage bin plötzlich ich die Erschöpfte und spreche David auf das schon relativ lange andauernde Gespräch an. Er lächelt erneut und meint: »Ich habe anschließend genug Zeit zum Ausruhen und genieße es sehr, mit dir über mein Leben zu sprechen.«

Ob er eine Strategie habe, um mit seiner Krankheit weiterzuleben, frage ich etwas zögerlich, und der junge lebensbejahende Mann lächelt mich wieder an. Vielleicht ist es eine dumme Frage? Denn offensichtlich lebt er gut. »Wie schon gesagt: Krankheit ist meine Aufgabe, die ich meistern muss. Und ich möchte ein guter Mensch sein und dadurch Anerkennung erhalten«, erklärt er mir noch einmal nachdrücklich, so als wolle er, dass ich auch ganz sicher verstehe, wie wichtig ihm diese Aussage ist.

Seine Kontakte und die Begegnungen mit seinen Freunden und der Familie sind ihm wichtig. »Die Gespräche mit anderen Menschen sind jetzt tiefer«, behauptet er und das glaube ich ihm sofort, denn genau das nehme ich die ganze Zeit über wahr. Nichts, was er sagt, ist oberflächlich, alles hat Sinn. In seiner Situation bekommen Worte ein anderes Gewicht. Und das Weitermachen ist ihm wichtig. Er will nicht aufgeben. Er ist eben ein richtiger »David« und in seiner ausweglosen Situation hat er einen unglaublichen Mut.

Meine letzte Frage nach seiner Lebensqualität und Lebensperspektive fällt mir deshalb auch ein bisschen schwer. Was soll ein so junger Mann, der jetzt erschöpft von dem langen Gespräch in seinem Rollstuhl sitzt, dazu schon sagen? »Aber«, lächelt er, »ich bin mit mir und meinem Leben im Einklang, meine Lebensqualität ist sehr, sehr hoch, nur Stress wirkt sich extrem negativ auf meine Erkrankung aus. Den versuche ich zu vermeiden.«

»Meine Lebensperspektive?« Jetzt zögert er doch einen Moment, aber nur, um seine Worte deutlich zu artikulieren, denn er will ihnen Gewicht geben: »Es kommt, wie es kommt. Ich werde es annehmen.«

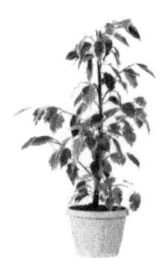

Im rheumatologischen Wartezimmer mit Judith

Diese Art von Wartezimmer ist ein echter Exot – besser gesagt die Fachrichtung Rheumatologie. Es gibt in Deutschland etwa 1,5 Millionen Menschen (das sind 2 Prozent der erwachsenen Bevölkerung und zusätzlich 15.000 erkrankte Kinder), die an einer entzündlich-rheumatischen Erkrankung leiden. Rechnet man alle Betroffenen mit einer klinisch manifestierten, behandlungsbedürftigen, chronischen Erkrankung des Stütz- und Bewegungsapparates dazu, sind es etwa 10 Millionen Deutsche.[6]

Also doch kein Exot, obwohl sich Judith, die ich hier traf, immer so fühlte. Überwiegend sind die rheumatologischen Zentren an einem Universitätsklinikum angesiedelt, denn es gibt nur wenige niedergelassenen Spezialisten. Das macht die Wartezimmeratmosphäre relativ anonym, da in den anderen Praxen viele Patienten behandelt werden und angegliederte Fachrichtungen konsiliarisch mit im Boot sind, denn Autoimmunerkrankungen (und dazu gehört auch Rheuma) betreffen oft verschiedene Organe mit.

Judith ist außergewöhnlich hübsch und stets sehr geschmackvoll gekleidet. Ihrer Wahrnehmung nach verschafft ein gutes, gepflegtes Aussehen durchaus Vorteile, außer man möchte zum Beispiel eine Kur bewilligt bekommen. Dann sollte man nicht unbedingt wie das blühende Leben aussehen, verrät sie mir später.

In diesem Wartezimmer scheint mir eine besonders große Unruhe zu herrschen. Hier ist offensichtlich Zeit für gar nichts. Sogar

das weitere Behandlungsprozedere wird bei der Übergabe des Arzt-
briefes direkt im Wartezimmer vom behandelnden Arzt mit einem
Patienten besprochen.

Als ich Judith dann bitte, mir ihre lange Geschichte zu erzählen,
willigt sie lachend ein:»Ja, klar, aber nicht hier. Schließlich bin ich
keine Blinde, die von Farben spricht! Ich kenne das Leben.«

Judith

Sie ist seit vielen Jahren eine sehr liebe Freundin von mir. Ich kenne sie schon lange – wir waren 17 und 19 Jahre, als wir uns zum
ersten Mal begegneten. Gemeinsam machten wir in einem kleinen
kirchlichen Krankenhaus unsere Ausbildung und die enge Freundschaft hält auch über viele Kilometer Entfernung bis heute. Wir haben also denselben beruflichen Hintergrund, denn Judith ist wie ich
Krankenschwester. So haben wir viele»Fachgespräche« über Erkrankungen geführt, die oft in andere Themenbereiche übergingen und
meistens mit viel Gekicher und Gelächter fortgeführt wurden.

Sie ist fast 30 Jahre verheiratet und hat eine erwachsene, sehr
hübsche 22-jährige Tochter, die studiert. Judith hat nach ihrer Ausbildung einige Jahre im OP gearbeitet und dann mehr oder weniger
berufsbegleitend Sozialpädagogik an einer Universität in der Nähe
ihres Wohnortes studiert. Eine Doppelbelastung, die schon von
gesunden Menschen als sehr anspruchsvoll und anstrengend empfunden wird.

Heute ist Judith 52 Jahre alt und arbeitet in ihrer eigenen Praxis
für sozialpädagogische Beratung. Ihr Schwerpunkt sind Essstörun-
gen, Depressionen, Ängste und Zwänge. Sehr am Herzen liegt ihr
aber die Persönlichkeitsdiagnostik, ergänzt sie nachdrücklich. Sie
hat keine Pflegestufe beantragt, ist aber zu 50 Prozent schwerbe-

hindert. Sie beschreibt ihren aktuellen Krankheitsstatus mit einer medikamentösen Therapie als stabil.

Die Diagnose Systemischer Lupus erythematodes (SLE), auch Schmetterlingsflechte genannt, erhielt sie, als sie 23 Jahre alt war. Judith hat wie viele mit einer chronischen Erkrankung eine lange Odyssee durch verschiedene Fachrichtungen der Medizin hinter sich, bis endlich eine Diagnose gefunden war. Das ist oft eine Erleichterung, endlich zu wissen, woran man erkrankt ist, denn nur dann kann auch therapiert werden oder können zumindest die Symptome behandelt werden.

Es gab verschiedene Verdachtsdiagnosen. Ursprünglich hielt man eine einfache Blinddarmentzündung für die Ursache allen Übels und operierte sie (erfolglos) genau deshalb. Eine Yersinien-Infektion schien ebenfalls denkbar, war aber genauso falsch.

Beim »Lupus« als chronischer Krankheit ist das körpereigene Immunsystem fehlreguliert und richtet sich nicht nur gegen Bakterien, Viren oder Krebszellen, sondern auch gegen gesunde körpereigene Zellen. Dadurch werden Organe, Organsysteme und zum Beispiel die Haut geschädigt. Die Krankheit verläuft in Schüben, zwischen denen lange Phasen der Remission liegen können, in der die Krankheit nicht oder nur wenig aktiv ist. Charakteristisch ist das »Schmetterlingserythem«, das sich als Rötung über Nase und Jochbein zu den Wangen ziehen kann. Nach dem Abheilen bleiben häufig Narben zurück, die an Wolfsbisse erinnern, daher der Name Lupus (lateinsch: Wolf). Der amerikanische Sänger Seal leidet ebenfalls an dieser Erkrankung. Auslöser und Verstärker von Schüben können Stress (jeglicher Art), Infektionen, hormonelle Veränderungen, Medikamente oder Licht sein.

Im Lauf der Zeit haben sich weitere Diagnosen bei Judith ergeben, die die Erkrankung noch weiter negativ beeinflussen: Morbus

Bechterew, sekundäre Fibromyalgie und Hypertonie. In wieweit sie in direktem Zusammenhang mit der Grunderkrankung stehen, eine Folge, eine Begleiterscheinung oder völlig unabhängig davon sind, ist erst einmal nicht die Frage, sondern dass dies alles die schon vorhandenen Symptome verschlimmert.

Judiths Krankheitserleben ist stark geprägt von Schmerzen. Ständig. Jeden Tag. In unterschiedlicher Intensität. Häufig so massiv, dass sie starke Schmerzmittel nehmen muss, die ihre krankheitsbedingten Erschöpfungszustände noch verschlimmern. Sie arbeitet als Selbstständige in ihrer eigenen Praxis. Da kann man nicht mehrere Wochen eine Arbeitsunfähigkeitsbescheinigung abgeben und bekommt trotzdem sein Gehalt. Die Unsicherheit in Bezug auf ihre wirschaftliche Lage kommt öfter in unserem Gespräch vor, obwohl Judith von überdimensionierten materiellen Ansprüchen weit entfernt ist.

»Mein Alltag ist besonders eingeschränkt bei schlechter Witterung, wenn es zieht oder irgendwo eine Klimaanlage läuft – dann werden die Schmerzen stärker. Das Schlimmste daran ist aber, dass ich mich immer outen muss, um mich zu rechtfertigen, wenn ich darum bitte, auch bei 30 Grad das Fenster zu schließen«, fasst Judith ihr eingeschränktes Sozialleben zusammen.

Stigmatisierung durch Krankheit ist ein großes Thema in ihrem Alltag. Damit ist sie nicht alleine. Viele chronisch Kranke fühlen sich stigmatisiert und dadurch ausgegrenzt – auf unterschiedliche Art und Weise.»Die Krankheit beziehungsweise die körperlichen Symptome selbst belasten etwa 50 Prozent meines Alltages, aber die Belastung durch die psychischen und sozialen Probleme machen noch einmal 50 Prozent aus«, erklärt Judith ihre Lebenssituation mit der chronischen Erkrankung.

Das erschüttert mich. Es ist schon schlimm genug, an einer so schweren Krankheit zu leiden. Und wie es ist, dauerhaft Schmerzen zu haben, die so unerträglich sind, dass man regelmäßig Schmerzmedikamente nehmen muss, kann ich mir kaum vorstellen. Ich habe zwar auch oft Schmerzen an meinen vielen Operationsnarben, aber die würde ich eher als »unangenehm« beschreiben und schon gar nicht so stark, dass ich über ein Schmerzmittel nachdenken müsste. Das Schmerzen den gesamten Tagesablauf bestimmen, beschreibt Judith sehr detailliert. Nachvollziehbar, dass man mit so starken Schmerzen weder arbeiten noch schlafen kann und sich erschöpft und ausgepowert fühlt. Hochdosierte Schmerzmittel gehören über Jahre zur Dauermedikation bei Judith. Sogar verschreibungspflichtige Betäubungsmittel musste sie einnehmen, um wenigstens halbwegs durch den Tag zu kommen.

»Nach der Diagnosestellung ist die psychische Belastung extrem hoch. Mir wurde bei bestehendem Kinderwunsch eine krankheitsbedingte Kinderlosigkeit prognostiziert. Ein schwerer Schock! Schließlich war ich jung verheiratet und das war unser gemeinsamer Lebenstraum. Ich war total verunsichert und musste meinen Platz erst einmal finden. Und meine neue berufliche Selbstständigkeit und die damit verbundene wirtschaftliche Unsicherheit war der Krankheit auch nicht unbedingt zuträglich.«

In eine unsichere wirtschaftliche Lage geraten die allermeisten chronisch Kranken, gerade unmittelbar nach der Diagnosestellung. Erst einmal stehen die akuten Symptombehandlungen im Vordergrund und häufig kommt es im Anschluss an die Diagnosestellung zu langem Arbeitsausfall. Nach sechs Wochen endet die Lohnfortzahlung der meisten Arbeitgeber. Dann bekommt der Erkrankte maximal 72 Wochen Krankengeld von der Krankenkasse und es muss entschieden werden, ob eine (zumindest eingeschränkte)

Berufstätigkeit möglich ist. Gegebenenfalls folgt noch eine Reha-Maßnahme, eine Umschulung oder eine (befristete) Berentung. All das ist mit sehr vielen Emotionen und Stress verbunden und in keiner Weise hilfreich in einer Krankheitsphase, in der alles unsicher scheint. Ich verstehe gut, was Judith meint.

»Eine Selbsthilfegruppe bot für ein gutes halbes Jahr eine gewisse Orientierung. Ich bekam hilfreiche Informationen und der Austausch brachte mich zu Anfang auch weiter. Aber danach nicht mehr«, beantwortet Judith meine Frage bezüglich des Lebens mit der Krankheit beziehungsweise deren Bewältigung. Auch das ist wohl keine untypische Situation. Für viele bietet eine Selbsthilfegruppe gerade zu Beginn eine wichtige Orientierungshilfe. Einige Betroffene nutzen diese auch, um erst einmal aufgefangen zu sein und Informationen zu bekommen. Und genau das brauchte Judith offensichtlich. Die hilfreichen Informationen und der Austausch erschöpfen sich jedoch manchmal nach einiger Zeit und es kann eine zusätzliche Belastung sein, ständig konfrontiert zu werden. Ich kenne Judith als eine sehr vernünftige, wenn auch emotional gesteuerte Frau. Und die Entscheidung, die Selbsthilfegruppe wieder zu verlassen, war sicher die richtige für sie – zumal sie sich auf ihr Gefühl beziehungsweise ihre Intuition verließ, was ihr guttat.

Da Judith wie ich aus der Schulmedizin kommt, griff sie vor allem auf Medikamente, Behandlungen und Ärzte zurück, die ebenfalls aus diesem Bereich kamen. Zunehmend wandte sie sich aber auch komplementären Methoden zu und lehnte sie nicht mehr rigoros ab. Heute profitiert sie von verschiedenen Methoden, um den Alltag besser bewältigen zu können. Das funktioniert sogar so gut, dass sie die Schmerzmedikation deutlich reduzieren konnte.

Ich kenne einen Teil ihrer Familie und ich weiß, wie viel Halt sie darin findet. Der behandelnde Arzt veranlasste, dass sie zumindest zeitweise eine Haushaltshilfe bekam, als die Schmerzen sie ans Bett fesselten und sie das Haus nicht verlassen konnte.

Ob sie unter der sozialen Isolation leide, frage ich Judith. »Nein, so empfinde ich das nicht, meine Vertrauenspersonen habe ich ja auch so um mich herum. Insbesondere eine sehr gute Freundin, die selbst chronisch krank ist und somit meine Sprache spricht.«

»Je mehr mich die Krankheit im Griff hatte, umso mehr Wert legte ich auf meine äußere Erscheinung. Körperlichkeit und Identität gehören für mich zusammen. So lernte ich mich mit der Krankheit zu arrangieren. Wenn man sich schlecht fühlt, muss man ja nicht auch noch so aussehen. An meiner Kleidung konnte man erkennen, wie es mir ging. Je gestylter ich war, desto schlechter ging es mir körperlich. Naja, das war eben meine Art, irgendwie weiterzumachen. So habe ich meine Erkrankung zum Teil bewältigt. Und mein größtes Glück war es, trotz der negativen Prognosen meiner Ärzte schwanger zu werden.«

Hier stockt das Gespräch. Judith muss auch nichts sagen, denn natürlich kenne ich die weitere Geschichte, weil sie eben eine langjährige Freundin ist. Die Schwangerschaft war sehr schwierig, weil sich herausstellte, dass ihr ungeborenes Kind nicht lebensfähig sein würde. Die behandelnden Ärzte rieten zum Schwangerschaftsabbruch. Das lehnte Judith ab, denn in ihrem Körper lebte das kleine Mädchen noch. Und so lange wie möglich wollte sie dieses Leben spüren.

Judith kommt aus einem stark christlich geprägten Umfeld. Dass ihr Glaube eine wichtige Stütze in ihrem Leben mit ihrer Erkrankung ist, beschreibt sie mehrfach. Sie verlor sehr früh ihre Mutter und ersetzte ihrer jüngeren Schwester den Verlust, so gut sie konnte. Auch ihr Ehemann und dessen Familie sind gläubig. Ein Leben zu beenden, kam für Judith jedenfalls nicht infrage. Sie genoss ihre

Schwangerschaft und nutzte jeden Tag, den sie ihr kleines Mädchen beschützt in sich trug. In der 33. Schwangerschaftswoche setzten frühzeitig Wehen ein und ihre Tochter starb unter der Geburt. Ihr größter Wunsch, sie lebend im Arm zu halten, wurde nicht erfüllt. Uns laufen gemeinsam die Tränen über das Gesicht, denn ich war etwa zeitgleich wie Judith mit meinem Sohn Malte schwanger. Er wurde vier Monate später geboren und Judith ist seine Patentante. Ihre Erkrankung war durch die Schwangerschaft und die hormonelle Umstellung schwer zu behandeln und so kam zu dem psychischen Schmerz großer körperlicher Schmerz hinzu. Ein knappes Jahr später war sie erneut schwanger. Auf eigenen Wunsch bestand Judith auf einem Kaiserschnitt. Später sagte der Arzt ihr, dass ihr Baby eine normale Geburt wahrscheinlich nicht überlebt hätte. Ein gesundes, sehr hübsches Mädchen, das ihr wie aus dem Gesicht geschnitten ist, ist heute Judiths großes Glück.

Auf meine Frage, ob sie eine konkrete Strategie habe, mit ihrer schweren Erkrankung zu leben, lacht sie ein bisschen:»Nein, die habe ich mir dazu nicht überlegt. Jedenfalls nicht bewusst. Aber die Logotherapie nach Frankl habe ich für mich entdeckt. Und das ist dann vielleicht doch meine Strategie geworden. Ich habe die Wahl, ob ich gut oder schlecht mit der Krankheit lebe – und dann wähle ich doch lieber ein gutes Leben«, lacht sie wieder.»Natürlich ist es eine Herausforderung, ein Leben lang krank zu sein. Meine Sensibilität anderen Menschen gegenüber wurde dadurch aber geschärft. Darum bin ich Therapeutin geworden. Und ja, natürlich habe ich auch Angst. Vor der Belastung, die ich für meine Familie bin, vor dem drohenden Organbefall und vor den Schmerzen, die ich manchmal nicht zuordnen kann. Dann fühle ich mich zerbrochen. Aber ich habe Hoffnung, auch durch die Logotherapie. Ich ertrage meine Krankheit und das ist meine Leistung. Ich habe ja die Wahl, trotz des Risikos. Und meine wunderbare Tochter hat mein Leben natürlich auch sehr positiv beeinflusst«, schließt Judith das Thema ab.

»Dafür ist meine Lebensqualität eher mittel«, gibt sie etwas zögerlich zu. »Ich bin doch häufig eingeschränkt, weil mir viele Dinge aufgrund der Schmerzen nicht möglich sind. Manchmal habe ich nicht die Kraft für die sozialen Kontakte, die ich gerne mehr pflegen würde. Beruflich habe ich nicht alles erreicht, was ich wollte, aber ich bin trotzdem eine zufriedene Frau. Ich habe meine persönliche Messlatte einfach etwas tiefer gelegt, denn ich muss nicht mit allen gesunden Menschen mithalten. Ich empfinde keine latente Lebensbedrohung. Es hätte schlimmer kommen können. Ich habe zwar kein ›normales‹ Leben, aber ein Gutes!«

Mich berührt, wie sehr ihre Lebensperspektive durch diese Worte klingt – Judith hat ihren Frieden mit ihrer Erkrankung gemacht.

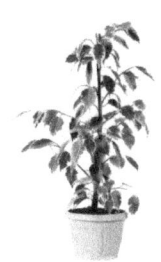

Im gynäkologischen Wartezimmer
mit Eva-Solveig

Meine Mutter hatte vor 12 Jahren Brustkrebs – und hat ihn bisher überlebt. Allein deshalb war und ist sie mein großes Vorbild. Wenn man eine familiäre Vorbelastung hat, bekommt man auch vor dem 50. Lebensjahr eine Mammografie von der Krankenkasse bewilligt. Nun sind Besuche bei einem Gynäkologen bestenfalls »äußerst unangenehm«, schlimmstenfalls »entwürdigend«.

Das Wartezimmer meines Arztes ist hell und freundlich und sehr stylisch, mit coolen Metallrahmen um abstrakte Kunstdrucke. Eine Spielecke weist ein übersichtliches, aber ansprechendes Sortiment auf, Blumen gibt es keine, dafür aber Becher und Mineralwasser.

Meine Stimmung wird zunehmend schlechter, weil die Zeit meines eigentlichen Termins schon weit überschritten ist, und natürlich bin ich auch nervös. Dann, endlich, wird mein Name aufgerufen und eine weißbekittelte, stark geschminkte junge Assistentin begleitet mich ins Sprechzimmer.

»Machen sie sich schon mal frei, der Doktor kommt gleich«, weist sie mich freundlich an. Das Erste, was der hereineilende Doktor von mir sehen würde, wäre also eine frierende Nackte. Nein, danke. Ich erklärte der etwas übermotivierten Sprechstundenhilfe, dass ich erst einmal mit dem Doktor sprechen wolle und dazu müsse ich ja nicht nackt sein. Sie kommentiert das nicht und geht. Als der Doktor hereinkommt, erzähle ich meine Krankengeschichte und auch von meiner familiären Vorbelastung. Da Brustkrebs aber nichts mit meiner Grunderkrankung zu tun hat, frage ich nach der

Notwendigkeit einer Mammografie. Seine völlig unsensible Antwort: Ja sicher, die machen wir auf jedem Fall! Denn wenn man einmal Pech gehabt hat, hat man immer Pech.« Das war mein letzter Termin bei diesem Arzt.

Die nächste Begegnung mit Eva-Solveig findet daher in einer neuen Umgebung statt. Die vielen Termine bei ihrem Gynäkologen waren für sie immer mit großer Anspannung, Unruhe und Angst verbunden – und das aus gutem Grund, denn ihre Erkrankung kehrte mehrfach wieder, war am Ende chronisch und lebensbedrohlich und erforderte invasive Therapien.

Eva-Solveig

Sie wirkt sehr glücklich und lacht die ganze Zeit – und das, obwohl ihre beidseitige Mastektomie nach rezidivierendem Brustkrebs noch nicht einmal drei Wochen zurückliegt. Für mich ist sie sofort eine »Eva«: hübsch, strahlend, weiblich und auf eine freche Art mütterlich. Und dennoch ist sie ist die Einzige, die neben einem biblischen Namen auch gerne einen »normalen« Namen tragen möchte.

Sie ist seit 1997 verheiratet und ihr Sohn macht gerade Abitur. Als medizinische Fachangestellte kennt sie sich in der Materie aus und weiß über ihre Erkrankung, deren Therapie und die Prognose nur zu gut Bescheid.

Außer einer Fußoperation im Jahr 2015 ist sie »kerngesund«, lacht Eva-Solveig, als wir über ihre Krankengeschichte sprechen. Sie nimmt keine Pflegestufe in Anspruch, gilt aber als 50 Prozent schwerbehindert, wobei sie eine Höherstufung beantragt hat. 2008 ist sie das erste Mal an Brustkrebs erkrankt und hatte 2012 und 2016 jeweils ein Rezidiv – also alle 4 Jahre. Ob sie das geahnt habe, will ich wissen. »Ja, eigentlich schon. Wann immer die Ärzte besonders lange auf die Bilder geschaut haben, war mir schon alles klar«, antwortet Eva-Solveig etwas zögerlich. Ich spüre, dass sie gerade noch einmal diese Situationen und die Emotionen durchlebt. Ich habe ein schlechtes Gewissen, dass ich ihr das durch meine Fragen zumute, und sage ihr das auch.»Nein, alles gut – es hilft mir, wenn ich es mal laut aussprechen kann«, beruhigt sie mich.

Dann erzählt sie mir ihre Krankheitsgeschichte von Anfang an: »2006 begann alles mit einer Brustentzündung links, kurz vor Weihnachten, die mit einem Antibiotikum und alternativen Methoden (Kohlwickel) behandelt wurde. Zur Sicherheit ließ ich dann eine Mammografie machen, aber da war nichts. 2007 hatte ich wieder eine Brustentzündung. Zu diesem Zeitpunkt hatten wir gerade ein Haus gekauft und ich war total erschöpft, häufig erkältet und müde. Ich konnte für den Umzug kaum die Kartons packen. Freunde mussten mir damals helfen. Dann ließ ich wieder eine Mammografie machen und die Ärztin sagte: ›Da ist etwas, zu 80 Prozent ist es gutartig und zu 20 Prozent ...‹ Anschließend musste ich mich einer Biopsie unterziehen, bei der man feststellte, dass der Tumor tatsächlich bösartig war. Die erste Teilresektion erfolgte. Meinen Mann hat das sehr mitgenommen.«

Eva-Solveig schweigt einen Moment und lacht dann wieder ihr sympathisches Lachen. Sie habe sich gut gefühlt nach dieser ersten Operation, es sei ja alles entfernt worden. Mit dem Radioonkologen Dr. K. habe sie einen sehr guten Arzt gefunden, der sie überzeugend beraten habe. Er besprach mit ihr einen Bestrahlungszyklus. Aber vorher wollte Eva-Solveig mit ihrem Mann gemeinsam auf Sylt Urlaub machen und genau das taten sie auch. »Das war wichtig für mich. Ein bisschen Erholung und Wellness mit meinem Mann«, argumentiert sie.

Für einen kurzen Moment habe ich das Gefühl, sie meint sich dafür rechtfertigen zu müssen, dass sie nicht gleich mit der Bestrahlung angefangen hatte. Aber vielleicht täusche ich mich da auch. »Das Team um Dr. K. war genial. Es trafen sich immer dieselben Frauen und daraus entwickelte sich so etwas wie eine Gemeinschaft. Wir hatten eigentlich immer etwas zu lachen«, berichtet sie von der sicher trotzdem nicht so einfachen Zeit. Überhaupt höre ich während des ganzen Gespräches mit Eva-Solveig kein einziges Mal ein Klagen oder Jammern. Im Gegenteil. Eine so durchweg positive Lebenseinstellung habe ich selten erlebt.

»Während der Bestrahlung kam dann plötzlich Blut aus der anderen Brustwarze, doch zum Glück war da nichts. Aber es hat mir doch ein bisschen Angst gemacht«, erzählt sie weiter und lacht gleich wieder – »Glück gehabt!«

Doch damit endet die Krankengeschichte von Eva-Solveig leider noch nicht. Im Januar 2012 wurde sie wieder verstärkt von einer bleiernen Müdigkeit ergriffen. Nach einer weiteren Mammografie, einer Biopsie und dem sich daraus ergebenden neuen bösartigen Befund wurde ihr eine Brustentfernung vorgeschlagen. Sie hielt Rücksprache mit Dr. K., der ihr zu einer brusterhaltenden Operation und einer intraoperativen Bestrahlung riet.

»Es war ein individueller Heilungsversuch«, erklärt mir Eva-Solveig. »Innerhalb von einer Woche nach der Operation war ich wieder zu Hause. Und dann haben mein Mann und ich wieder auf Sylt Urlaub gemacht und dort unseren Hochzeitstag in der St.-Severin-Kirche gefeiert. Das war ein sehr wichtiger Tag für mich und meinen Mann. Wir haben uns erneut das Ja-Wort gegeben. Ich habe mich damals nicht krank gefühlt.«

1996, als sie schwanger war, hatten sie nur standesamtlich geheiratet. 1997 heirateten sie dann auch kirchlich – und der Sohn wurde gleichzeitig getauft. 2012 feierten sie ihren 15. Hochzeitstag in der Sylter St.-Severin-Kirche mit erneuertem Ehegelöbnis. Eva-Solveig sagt von sich, dass sie kein gläubiger Mensch sei, aber der kirchliche Hochzeitstag war ein guter Tag und ihr wirklich ein Bedürfnis. Sie nahm sehr zeitnah ihren beruflichen Alltag wieder auf und alles ging seinen normalen Gang – bis Anfang 2016. Dann wurde sie wieder extrem müde. Ihr Appetit auf Süßigkeiten stieg, ähnlich wie bei den Rezidiven vorher.

»Ich musste Bonbons essen – nein, fressen. Ich konnte nicht genug davon bekommen. Und mein Mann wurde misstrauisch und fragte ganz gezielt, ob da wieder etwas sei bei mir. Ich war wieder nicht leistungsfähig, eigentlich immer müde. Und ich konnte wegen einer Fußoperation keinen Sport machen. Darum war ich wohl abgelenkt.«

Eine Mammografie und ein Ultraschall brachten schreckliche Gewissheit – der Krebs war wieder da. »Dabei fühlte ich mich überhaupt nicht krank. Mein Mann hatte ja eher ein schlechtes Gefühl als ich. Es wurde wieder eine Biopsie gemacht und ich musste auf die Histologie warten. Das war sehr anstrengend für mich. Mit einer Tatsache kann ich besser umgehen als mit dieser schrecklichen Ungewissheit. Aber der Befund war noch nicht da. Tja, und als er dann endlich kam, teilte man mir mit, dass wieder eine Operation nötig wäre. Ich sagte dem Arzt gleich, dass ich dieses Mal beide Brüste weghaben möchte. Es sollte dann wenigstens gleich aussehen, denn ich war kein ›Schneewittchen‹ – ich hatte richtig ›Holz vor der Hütte‹. Ich wollte eine finale Lösung«, lacht Eva-Solveig, und mir kommen bei ihren Worten die Tränen. Was für eine unglaublich starke Frau da von ihren vielen Operationen spricht, wird mir bei diesen Worten erst richtig bewusst.

Eigentlich wäre sie lieber in ein Krankenhaus gegangen, das eine kirchliche Trägerschaft hat, weil die Pflegekräfte dort einfach mehr

Zeit haben, so hatte sie es bisher zumindestens empfunden. Dr. K. riet aber zu der radikalen Operation bei einem »OP-Gott« in einem kommunalen Haus. »Das ist jetzt gerade einmal drei Wochen her und ich habe mich selbst entlassen. Ich bin gesund.«

Eva-Solveig ist eine starke Frau, die immer die Zügel in der Hand halten möchte und alle Entscheidungen in Bezug auf den Umgang und die Bewältigung ihrer Krebserkrankung alleine getroffen hat. Selbstkontrolle war und ist ein existenzielles Thema für sie. Diesen Begriff höre ich in vielen Geschichten und mir fällt auf, dass das auch ein wichtiges Thema für mich war, obwohl ich den Begriff so nicht verwendet habe. Eine große Angst vieler ist der Kontrollverlust.

Eva-Solveig formuliert das für sich etwas anders: »Wenn ich krank bin, muss behandelt werden. Aber über das Wie entscheide ich. Deshalb habe ich auch keine Hormon- oder Chemotherapie gemacht. Und ich bin nicht schuld an meiner Erkrankung. Depressionen habe ich nie gehabt.«

Das beeindruckt mich sehr, denn bei ihrer Krankengeschichte wäre es nachvollziehbar, zumindest phasenweise eine Depression zu bekommen. Hier wird ein weiteres Mal die unglaubliche Stärke dieser Frau deutlich.

Während allen Krankheitsphasen hat sie beruflich immer nur sehr kurz pausiert. Ihre Arbeit empfand sie als wichtigen Bestandteil ihrer Therapie und vielleicht war es das Gefühl von Normalität, das sie stärkte und ihr das Gefühl gab, die Kontrolle über ihr Leben zu behalten. Ein weiteres »Muster«, das ich auch bei den anderen Geschichtenerzählern heraushörte.

Die Beziehung zu ihrer Herkunftsfamilie schildert Eva-Solveig als eher angespannt: »Mein Vater ist der Nagel zu meinem Sarg. Er war und ist dominant und war immer krank, mit allen möglichen Diagnosen. Meine Mutter hat das bravourös gemeistert, auch wenn sie selbst nie gehört wurde. Sie hatte Alzheimer und war 2008 bei meiner ersten Diagnose schon verhaltensverändert. Sie ist 2013 gestorben. Als ich meinen Eltern die Diagnose vorsichtig beibrachte, fing meine Mutter an zu weinen und mein Vater tat das Ganze ziemlich schroff ab. Ich denke, er wollte keine Gefühle zeigen. Ich kann mit meinem Vater auch nicht über alles reden und ich glaube, er hat irgendwie Angst vor mir. Er weiß um meine Erkrankung, aber Details spare ich aus. Vielleicht will ich ihn auch schützen. Einige Dinge, die ich gerne klären würde, weil sie mir auf der Seele liegen, habe ich in Angriff genommen. Bei meinem Vater geht das nicht. Darum betreibe ich auch keine Ursachenforschung. Aber natürlich hat das Einfluss auf mein Leben und auf meine Gesundheit. Dennoch konnte ich eine gewisse Entlastung meiner Vater-Tochter-Beziehung durch die Arbeit mit einer Psychoonkologin erreichen und das hat mir sehr gutgetan. Jetzt kann ich einiges einfach so stehen lassen, mich abgrenzen. Das ist eine echte Entlastung.«

Sie schweigt einen Moment, bevor sie weiterspricht.

»Mein Bruder war immer nur sporadisch präsent und es gab auch immer wieder Zeiten, in denen der Kontakt komplett abbrach. Wir haben uns jetzt wieder etwas angenähert, aber es ist ein fragiles Konstrukt und eigentlich ›stört‹ er mein Leben, denn er braucht immer Bestätigung. Ich habe mir alles selbst erarbeitet, selbst erkämpft. Mein Mann leidet sehr unter meiner Erkrankung, aber auch für ihn habe ich manchmal keine Kraft. Er hat sich professionelle Hilfe gesucht und dafür habe ich ihn sehr bewundert. Er ist immer für mich da und macht sich große Sorgen. Wir genießen es, zusammen zu reisen – nach Sylt zum Beispiel und gerne würden wir auch noch in die USA fliegen. Das ist ganz wichtig für uns.«

Bei der Krankheitsbewältigung ist das Team um Dr. K. sehr hilfreich gewesen und auch die anschließende Kur hat entscheidend zu einer veränderten Sichtweise auf die Erkrankung beigetragen.

»Wenn ich mich runterziehen lasse, hat der Krebs gewonnen – es ist eben passiert«, fasst sie ihre Sichtweise zusammen. »Und ich spreche viel über meine Erkrankung, auch ein bisschen mit Sarkasmus. Da hat mir meine Freundin sehr geholfen. Ihr konnte ich meinen Krebs zumuten. Wir haben ihn weggelacht, sie hat mir alberne Witze erzählt, manchmal haben wir auch selbst schlüpfrige Witze gemacht. Wenn ich schon sterben muss, dann wenigstens mit einem Lächeln im Gesicht.«

Freunde zu haben, die mit einem in den absurdesten Situationen lachen, erleichtert ungemein. Ich bin der festen Überzeugung, dass jedes Lachen eine Krebszelle tötet! Eine Freundin, mit der man auch intime Details besprechen kann, hilft, die eigenen Gefühle ehrlich zu formulieren. Bei nahen Angehörigen ist das manchmal nicht möglich, weil sie selbst emotional zu stark betroffen sind.

»Nach der Brustamputation fühle ich mich wie befreit. Endlich brauche ich keine funktionale Unterwäsche mehr zu kaufen, sondern kann jetzt schöne Dinge tragen. Neulich hatte ich eine Bluse an, die ich vorher nie hätte tragen können. Ich fühle mich mehr als Frau denn je. Ich bin meinem Körper nicht böse. Ich mag ihn so, wie er jetzt ist«, beschreibt sie ihr neues Körpergefühl. »Mein Mann und ich haben im Sanitätshaus eine Plastikbrust ausgesucht und uns dabei totgelacht. Ich lache überhaupt gerne, denn traurig sein tut mir nicht gut.«

Ob das zu ihrer Strategie gehöre, will ich wissen. »Ja, das Lachen, mein Sport und Dinge klären, die mir auf der Seele lagen oder noch liegen«, antwortet Eva-Solveig nach einer kurzen Denkpause etwas zögerlich. »Schon nach der ersten Diagnose entdeckte ich unser verstaubtes Ergometer wieder. Ich schob es kurz entschlossen auf meinen Balkon und radelte los. Damals wog ich 105 Kilo und war viel zu dick. ›Doktor Sport‹ wurde von da an mein ständiger Begleiter und nur in Zeiten, in denen es gesundheitlich überhaupt nicht ging, verzichtete ich mehr oder weniger gezwungenermaßen darauf. Binnen kürzester Zeit nahm ich 30 Kilo ab, auch weil ich meine Ernährung umstellte. Jetzt verzichte ich so gut wie möglich auf Zucker und esse wenig Fleisch, dafür viel Obst und Gemüse. Während des Trainings auf dem Ergometer schaute ich ›Gilmore Girls‹ und ›Sex and the City‹. Doktor Sport half mir beim Gesundwerden und Kräftesammeln.

Außerdem las ich in dieser Zeit sehr viel. Besonders Erfahrungsberichte und Ratgeber waren mir eine große Hilfe. Das Buch von Anette von Rexrodt hat mir besonders gut gefallen. Und auch die Bücher von Miriam Pilau, die praktisch zeitgleich mit mir erkrankte. Ich war sogar bei einer ihrer Lesungen in Bremen. Ich las nur Bücher, die Mut machten, und zog daraus meine Kraft. Und aus dem Sport. Er ist für mich überlebenswichtig geworden. Es macht mir einfach Spaß, mich zu bewegen. Ich bin sicher, dass all diese Dinge helfen. Mein Leben ist nicht zu Ende, und aus den Steinen, die mir in den Weg gelegt wurden, kann ich versuchen, etwas Schönes oder zumindest etwas Neues zu bauen – ich kann den Kopf aus der Schlinge ziehen und mein Leben neu erfinden, denn das Leben macht mir einfach Spaß!«

Die Möglichkeit, selbst aktiv in ihr Leben eingreifen zu können, formuliert Eva-Solveig mit ihren eigenen Worten. Sie hat ihre Wahl getroffen, wie sie ihre Erkrankung sehen will – als Steine, aus denen sie auch etwas Schönes bauen kann, statt darüber zu stolpern. Jetzt verstehe ich auch, warum ich das Gefühl habe, dass Eva-Solveig die ganze Zeit lacht, auch wenn man es nicht sieht oder hört. Ihr Herz lacht und das scheint durch sie hindurch. Fast automatisch muss ich auch lächeln. Was für eine Gabe diese Frau hat!

Eine wichtige Quelle für ihre Stärke und Kraft ist die Hoffnung – die Hoffnung, dass sie einen ganz normalen Alltag mit viel Routine leben kann. Kämpfen will sie nicht, sondern die Chancen nutzen, die ihr das Leben – auch mit Krebs – bietet. »Vielleicht ist Krebs ja auch ein Verbündeter, um mein Leben zu überdenken. Und ich möchte anderen Menschen Mut machen und sie unterstützen«, sagt Eva-Solveig.

Ich muss ein bisschen schmunzeln, da mir diese Denkweise nicht ganz unbekannt ist. »Vielleicht mache ich auch noch eine onkologische Weiterbildung, um die Menschen, die in einer ähnlichen Situation sind, wie ich sie erlebt habe, besser unterstützen zu können«, fasst Eva-Solveig ihre Lebensziele zusammen. »Und natürlich will ich gesund bleiben. Der Krebs soll nicht unser Leben beherrschen. Ich möchte meinen Familien- und Freundeskreis erhalten und vielleicht sogar erweitern. Ich habe die Hoffnung, dass meine Geschichte vielleicht irgendjemandem hilft.«

Ihre Lebensqualität sei gefühlt auch besser als vor der Erkrankung, sagt sie, da sie ihr Leben ganz anders und mehr zu schätzen wisse. Nichts sei mehr selbstverständlich und Kleinigkeiten könnten eine große Freude sein. Eine Rose aufblühen zu sehen zum Beispiel oder Vögel im Vogelhäuschen zu beobachten. Offenheit und Ehrlichkeit ist ebenfalls ein großes Thema geworden – auch unangenehme Dinge auszusprechen ist jetzt für sie ganz wichtig geworden. Dabei geht es Eva-Solveig darum, eine Klärung herbeizuführen. Ein weiteres Anliegen ist es ihr, mit sich und ihren Mitmenschen achtsam umzugehen und keine Verletzungen zu provozieren, denn sie kann Ängste jetzt besser nachvollziehen. Ihre Sensibilität, Feinfühligkeit und Empathie ist in allem, was sie sagt, sehr deutlich zu spüren.

Gott sei ihr nicht wichtig, antwortet sie auf meine Frage nach ihrem Glauben. Sie sei christlich erzogen, konfirmiert und auch an eine Gemeinde gebunden. »Ich bete nicht richtig, obwohl ich schon daran glaube, dass eine höhere Macht etwas mit mir vorhat. Sie ist in meinem Leben präsent, aber nicht zum Reden. Doch vielleicht steckt sie ja in den Antworten, die mir ein leibhaftiges Gegenüber gibt«, schmunzelt sie. »Und ein Lied mit einem Text von Dietrich Bonhoeffer ist mir wichtig: ›Von gute Mächten wunderbar geborgen‹.«

Schon wieder muss ich mitschmunzeln, denn das Lied ist in meinen persönlichen Top Ten auch ganz oben mit dabei. Zudem weiß Eva-Solveig auch ihren Konfirmations- und Trauspruch noch, der ebenfalls für sie sehr wichtig ist: »Nun aber bleiben Glaube, Hoffnung, Liebe, diese drei; aber die Liebe ist die größte unter ihnen.«

Wenn das keine Lebensperspektive ist!

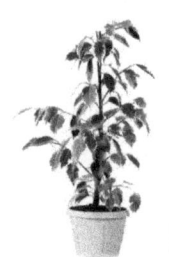

In der Radiologie
mit Hannah

Die Wartezimmer der Radiologie haben die Besonderheit, dass sie sich meistens in einem Krankenhaus oder in radiologischen Zentren beziehungsweise Ärztehäusern befinden. Sie sind also speziell. Und das im Wortsinn. Die Ärzte benötigen zur Diagnostik teure bildgebende Geräte. Das ist der Grund, warum sie oft in Kliniken untergebracht sind, wo sie auch von ambulanten Patienten genutzt werden können.

Da in diesen Abteilungen oder Praxen eine hohe Patientenfluktuation herrscht – die sehr teuren Geräte können nur durch eine hohe Auslastung refinanziert werden –, ist die Anonymität im Wartezimmer zwangsläufig höher.

Meine Radiologen kannten mich – ich war ja alle zwei Monate dort. Nun war ich aber auch ein »interessanter Fall«, wie mir einmal eine Assistenzärztin wörtlich sagte. Schließlich bekam ich ein Medikament, das gerade eben erst zugelassen worden war, hatte 40 Lebermetastasen und war eigentlich eine »Todgeweihte«. Nun möchte aber niemand ein »interessanter Fall« sein. Mir wäre es sehr viel lieber gewesen, ich hätte mich in eine Reihe stellen können mit den vielen anderen langweiligen beziehungsweise »normalen« Fällen.

Befindet man sich im radiologischen Wartebereich einer Klinik – ein Wartezimmer ist es sehr oft nicht einmal, sondern wie in diesem Fall eine Nische mit extrem unbequemen, orthopädisch desaströsen Klappstühlen –, kommt einiges Erschwerende zu der ohnehin angespannten Wartesituation. Es gibt neben den vielen anderen ambulanten auch noch die stationären Patienten. Diese werden parallel behandelt. Oft werden sie in Rollstühlen oder Betten in die Radiologie gefahren, in der sowieso immer eine gewisse Unruhe herrscht. Hinzu kommen Notfälle, die dazwischen geschoben werden. So musste ich schon einige Male länger warten, weil ein Schwerverletzter nach einem Verkehrsunfall hereinkam und das CT für ihn geblockt wurde. Und natürlich hatte ich Verständnis – Notfälle haben Vorrang! Aber entspannend wirkt eine längere Wartezeit natürlich nicht.

Gefühlt sind in der Radiologie die längsten Wartezeiten durchzustehen. Wissenschaftliche Messungen habe ich allerdings nicht dazu gemacht, aber Zeiten zwischen zwei und drei Stunden habe ich persönlich mehrfach erlebt. Nun ist es in einem Wartezimmer ähnlich wie im Stau – man kann sich aufregen oder es lassen. Man hat immer die Wahl! So oder so kommt man nicht schneller voran.

Die Abläufe sind für die allermeisten Patienten nicht sicht- und verstehbar und selten macht sich jemand die Mühe, sie zu erklären, und so empfiehlt es sich, ein wirklich gutes Buch mitzunehmen.

Einige Patienten müssen mehrere Stationen in der Radiologie durchlaufen – ähnlich einem Staffellauf. CT, MRT, Ultraschall und was es sonst so alles gibt. Wenn es gut läuft, bekommt man ein Ergebnis noch vor Ort mitgeteilt. Manchmal werden die Befunde aber auch an den überweisenden Arzt geschickt, was mehrere Tage dauern kann und mit einem erneuten Wartezimmerbesuch verbunden ist. Hannah treffe ich im Wartezimmer der Radiologie. Sie braucht ein MRT. Das ist neben einem EEG Teil der Diagnostik bei Epilepsie.

Hannah

Die brünette Frau mit dem frechen Kurzhaarschnitt ist 47 Jahre alt und hat die Diagnose einer fokalen Epilepsie vor über 25 Jahren erhalten. Ein anderer Ausdruck dafür ist »partieller Anfall«, da diese Form der Epilepsie davon gekennzeichnet ist, dass es Anzeichen für den Beginn eines Anfalls in einer umschriebenen Region des Gehirns gibt. Man spricht von einer Aura (griechisch: Wahrnehmung eines Lufthauches). Die Aura kann sich als Geruchs-, Geschmacks- oder auch Taubheitsgefühl, Übelkeit oder visuelle Halluzinationen zeigen. Die meisten Anfälle enden nach wenigen Minuten. Ist das nicht der Fall, spricht man von einem Status epilepticus. Das meint einen Anfall, der im schlimmsten Fall lebensbedrohlich ist und irreversible Schäden im Gehirn verursachen kann.

Hannah ist verheiratet und hat zwei Töchter im Teenageralter. Sie ist eine Künstlerin im Wortsinn – eine selbstständige Schauspielerin, Regisseurin, Drehbuchautorin und Inhaberin eines kleinen (Kinder-)Theaters in einer Großstadt. Regelmäßig tourt sie mit ihrer Truppe durch Deutschland und ist sehr erfolgreich mit ihren Stücken. Sie hat keinen Schwerbehindertenausweis beantragt, kämpft aber neben dieser Krankheit mit diversen Allergien und mit Migräne. Seit mehreren Jahren ist Hannahs Krankheitsstatus stabil und sie lebt ohne Anfälle, weil sie medikamentös eingestellt wurde. Bei der Diagnosestellung war sie sehr jung und sie hatte Angst, in ein Heim zu müssen und als behindert zu gelten. Dennoch sagt sie sehr deutlich, dass die Diagnose kein Wendepunkt in ihrem Leben war, sondern sie Entscheidungen dann einfach anders getroffen habe. »Ich bin immer noch ich.«

Anders als andere Krankheiten sind psychische Krankheiten gesellschaftlich tabuisiert und stigmatisiert, wobei Epilepsie keine psychische, sondern eine organische Krankheit ist, aber eine, die im Kopf lokalisiert ist, und das setzen viele mit einer geistigen Behinderung gleich, was keineswegs zutreffend ist. Man sieht einem Menschen diese Krankheit nicht an. Viele Prominente wagen sich mit der Diagnose psychischer Erkrankungen wie Depression und Burnout an die Öffentlichkeit. Das hilft, psychische Krankheiten zu enttabuisieren.

Hannahs Situation als selbstständige Künstlerin ist wirtschaftlich einerseits eine Belastung, denn auch sie kann sich lange Krankheitsphasen nicht »leisten«, andererseits möchte sie die Unabhängigkeit und die große Freiheit, die sie dadurch hat, nicht missen. »Wartezimmer sind mein zweites Zuhause«, lacht sie.

»Ich brauche viel Schlaf«, beschreibt sie ihr Leben mit der Erkrankung. »Auch aus einer inneren Verpflichtung heraus, weil ich weiß, dass Schlafmangel, Stress und Unruhe Anfälle fördern können. Ich habe regelrecht Angst vor Stress. Da mache ich mir selbst Druck und achte genau darauf, dass ich ausreichend Schlaf bekomme. Ich habe sowieso Angst vor Kontrollverlust. Den erfahre ich bei Anfällen in einer sehr ausgeprägten Form. Die Krankheit ist Verlust und Bereicherung zugleich. Früher bedeutete sie für mich allerdings mehr Einschränkungen. Dabei waren die Schwangerschaften eine echte ›Aufwertung‹ meines Lebens. Isoliert fühle ich mich nicht, aber im Kontakt mit meinen Kindern gibt es schon gewisse Einschränkungen, und das macht mich dann wütend auf meine eigene ›Unzulänglichkeit‹ durch meine Erkrankung.«

Bei Hannah spielt die Handhabbarkeit ebenfalls eine wichtige Rolle, um mit ihrer chronischen Erkrankung zu leben – ein Gefühl, das fast alle meiner Geschichtenerzähler und auch mir selbst nicht unbekannt ist. Einen Beweis, dass man sein Leben in der Hand hat, etwas »leistet«, etwas »produziert« und einfach teilnimmt am

Leben. Ich bin fasziniert, in welcher Häufigkeit dieser Aspekt bei der Krankheitsbewältigung vorkommt.

»Im Moment spüre ich eigentlich wenige Belastungen durch meine Krankheit. Ich habe zur Zeit nur noch Routineuntersuchungen, da die medikamentöse Einstellung gut greift. Ich weiß es nicht genau, aber ich denke, dass ich durch die Medikamente auch körperlich empfindlicher geworden bin. Ich muss regelmäßig essen, da ich sonst Magenprobleme bekomme. Gefühlsmäßig beschäftigt mich mein Anfallsleiden zum Teil erheblich – früher allerdings noch mehr als aktuell. Die Angst dominiert, aber auch Trauer, Depression und Resignation sind mir nicht unbekannt«, erzählt Hannah sehr ehrlich.

Ob diese Nebendiagnosen Teil der Erkrankung sind oder dadurch entstanden sind, ist sekundär. Viele chronisch Kranke haben zumindest in der Bewältigungsphase eine depressive Episode, was etwas anderes ist als eine manifeste Depression. Das gehört zu einem Trauer- beziehungsweise Bewältigungsprozess dazu.

Meine Frage nach ihrer Krankheitsbewältigung beantwortet Hannah sehr eindeutig: »Die Liebe zu meinem Beruf ist eine wichtige Säule. Meine Kreativität als Schauspielerin und Regisseurin ist ein extrem positiver Aspekt und das tut mir gut, damit kann ich mir und anderen etwas beweisen.

Wichtig war und ist mir ein gutes Behandlungsteam. Danach habe ich lange gesucht und es dann auch gefunden. Ich habe Verständnis für die oftmals überforderten Pflegekräfte. Sie sind so etwas wie ›Schwellenhüter‹, um die behandelnden Ärzte vor uns Patienten zu schützen. Ich weiß gar nicht, wie das Fachpersonal mit uns klarkommt. Das ist sicher eine enorme Belastung. Darum würde ich gerne mal ein Theaterstück über Gesundheit und Krankheit und Wartezimmer schreiben. So könnte ich die gesellschaftliche und individuelle Wirklichkeit mit dem Medium Theater hinterfragen«, verrät mir Hannah ihren Lebenstraum. »Ich würde mir gesellschaftlich und auch politisch mehr Auseinandersetzung mit Krankheit im Allgemeinen wünschen. Krankheit – nicht nur meine spezielle – wird doch noch sehr oft tabuisiert. Es ist nicht nur mein individuelles Problem, sondern ein gesamtgesellschaftliches. Krankheit entschleunigt Menschen und die Gesellschaft, weil sie uns zwingt, innezuhalten.«

Damit nennt Hannah einen Aspekt, der auch aus meiner Sicht nicht ausreichend gewürdigt und diskutiert wird. Es geht dabei nicht einmal um die Kosten, die chronisch Kranke »verursachen«, sondern ganz allgemein darum, wie wir beziehungsweise die Gesellschaft mit Menschen umgeht, die aus einem von wem auch immer vorgegebenen Raster fallen. Innerlich kann ich Hannah nur zustimmen.

Viele Monate später gelingt es Hannah tatsächlich, ein Bühnenstück zu inszenieren, das in einem Wartezimmer spielt, und sie wird sogar 2015 dafür mit einem Preis ausgezeichnet. Aus Gründen der Anonymität kann ich den Titel hier leider nicht veröffentlichen.

Wie wichtig ein gutes Behandlungsteam ist, kommt hier wiederholt zur Sprache, und auch die »Macht« als Schwellenhüter der Pflegekräfte ist für Hannah ein Thema. Sie hat sogar Verständnis für die anstrengende Situation der Pflegekräfte und Ärzte und fühlt sich fast »schuldig«, dass sie Patientin ist.

Die Unterstützung, die sie von ihrem sozialen Umfeld bekommen hat, beschreibt Hannah als sehr hilfreich. Ihre Kernfamilie geht mit großer Selbstverständlichkeit mit ihrer Erkrankung um, ebenso wie ihr großer Kollegen- und Freundeskreis. »Sie definieren mich nicht über meine Krankheit und so muss ich das erst recht nicht tun«, schmunzelt sie etwas selbstkritisch und spricht schnell weiter: »Das hilft mir im Umgang mit meinen Einschränkungen.

Ich habe auch mehrere enge Freundinnen, die mich über all die Jahre hinweg begleitet und mich ›gespiegelt‹ haben.«

Hier unterbreche ich Hannah etwas unhöflich, weil ich wissen will, was sie damit meint. »Es ist eine aktive und passive Bewältigung. Meine Freundinnen haben mich mit der Krankheit angenommen, aber sie können sie auch ruhen lassen. Ich bin nicht immer ›Hannah mit der Epilepsie‹, sondern auch oft einfach nur Hannah. Das ist sehr wohltuend. Ich habe gelernt, dass Krankheit kein Fehler, sondern eine Aufgabe ist, wenn ich mir die Frage gestellt habe, was ich falsch gemacht habe. Ich musste in meine Mitte gelangen, um von der Schuldfrage wegzukommen. Ich habe mir viele Informationen zu meiner Erkrankung geholt, um Abstand dazu zu bekommen – eine eher analytische Haltung dazu«, resümiert sie.

Auch in Hannahs Leben taucht also die Frage nach der Schuld auf, ähnlich wie in den Geschichten der anderen. Eine weitere Gemeinsamkeit: Hannah sieht ihre Epilepsie als Aufgabe, das heißt, sie findet einen »Sinn« und damit Hoffnung in ihrem Leben mit einer chronischen Erkrankung. Das beeindruckt mich sehr.

Über ihre konkreten Strategien sagt Hannah mit ihrer ruhigen, sehr angenehmen Stimme: »Ich habe lange Ursachenforschung betrieben, ich hatte starke Schuldgefühle wegen meiner Anfälle und versuchte, meine Krankheit zu interpretieren. Ich stehe zum Beispiel unter Spannung und die entlädt sich durch ›Blitze‹ in meinem Kopf. Ich hatte das früher verdrängt. Erst als mich ein Freund fragte, wie ich eigentlich mit meiner Epilepsie umgehe, rief ich mir wieder ins Bewusstsein, dass die Krankheit ein Teil von mir ist und auch ein Abschied, ein Scheitern ... Krankheit ist ein wunder Punkt, eine Verletzung, über die ich stolpere, und sie ist ein persönliches Drama. Ich bin eine Heldin mit Wunden, aber ich verbinde damit eine Hoffnung – ich kann meine Lebenssituation bewältigen.«

Und wieder begegnen mir die gleichen Begriffe: Hannah hat das Gefühl, trotz allem, was ihr (insbesondere bei Anfällen) entgleitet, die Kontrolle zu behalten. Sie hat die Fäden in der Hand. Ich bekomme bei ihrer Aussage ein bisschen Gänsehaut, weil sich die Erfahrungen meiner Geschichtenerzähler trotz ihrer Individualität in einigen Kernaussagen so sehr ähneln.

»Manche Dinge bleiben trotzdem, wie sie sind, aber es eröffnen sich auch neue Wege. Manchmal eben über Umwege. Die Erkrankung fließt mal mehr, mal weniger in meine Arbeit ein. Und häufig ist es das, was mich erst zu diesen Einsichten bringt. Mein Glaube und die Gemeinschaft sind auch eine große Hilfe. Ich versuche, mit mir im Einklang, im Fluss, in meiner Mitte zu sein. Dazu nutze ich den Sport und Aikido. Da kann ich Leistung bringen und es ist wichtig für mich, fit zu bleiben«, beendet Hannah ihren Gedankengang.

Bei meiner abschließenden Frage nach ihrer Lebensqualität lächelt sie etwas versonnen. »Sehr, sehr hoch! Ich habe erkannt, was mir im Leben wichtig ist: die Liebe zu meiner Familie, besonders zu den Kindern, und mein Beruf.«

Ich muss auch lächeln und bewundere die zierliche, aber doch so starke Hannah für ihre lebensbejahende Erkenntnis.

Eine ihrer Lebensperspektiven hat Hannah schon verraten – ihre Theaterstücke. Sie möchte mehr Regie führen, um mehr Ruhe zu haben. Das gilt sicher nicht nur für die Theaterstücke, sondern auch für ihr gesamtes Leben. Das ist Hannah in beeindruckender Weise gelungen, finde ich.

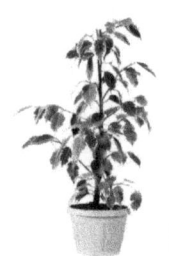

In der Kardiologie
mit Elisabeth

Mit kardiologischen Praxen ist es so ähnlich wie mit denen der Radiologie und Neurologie: Diese spezielle Fachrichtung ist häufig im klinischen Bereich angesiedelt. Das hat auch etwas mit der umfangreichen, teilweise invasiven Diagnostik zu tun. Allerdings gibt es auch ambulante kardiologische Praxen.

Herz-Kreislauf-Erkrankungen gehören noch vor Krebs zu den häufigsten Todesursachen. Zu dieser »Volkskrankheit« beziehungsweise Diagnosegruppe zählen angeborene Fehlbildungen, chronische Herzkrankheiten, Herzklappenerkrankungen, Rhythmusstörungen, Infarkte, Herzinsuffizienz und so weiter. 2014 verstarben 208.000 Menschen daran. Davon waren 110.00 Frauen. Der Anteil von Menschen, die an chronischen Herzkrankheiten litten, betrug 121.000.[7]

Nun ist das Herz ein ganz besonderes Organ. Es ist nicht nur der leistungsfähigste Muskel in unserem Körper, sondern auch, wie viele Menschen glauben, der Sitz der Seele und der Gefühle. Was genau passiert dann zum Beispiel bei einer Transplantation eines Herzens? Dazu kommt, dass dieses »Organ« nicht paarig angelegt ist, das heißt, wir haben nicht so wie bei den Nieren, Augen, Ohren, Armen und Beinen zwei davon, sondern nur eines – und das ist im Wortsinn lebenswichtig. Daher sprechen viele kardial Erkrankten auch von »Vernichtungsschmerz«: Symptome wie Luftnot, starke Schmerzen im Rücken oder Arm, Übelkeit, Druck auf der Brust,

Einschnürungsgefühl wirken und sind stark lebensbedrohlich bei akuten Prozessen am oder im Herz.

Für mich hat das Herz gleich mehrere besondere Bedeutungen. Erstens steckt das lateinische Wort für Herz, cor, in meinem Vornamen – Corinna. Und zweitens habe ich mehrere Jahre als Intensivschwester auf einer kardiochirurgischen Intensivstation gearbeitet, wo Herztransplantationen und Kunstherzoperationen durchgeführt wurden. Und genau dort, in der unmittelbaren Nähe des Todes, habe ich sehr viel über das Leben gelernt. Ich erinnere mich an viele Patienten. Alle waren schwer krank, wurden mehrfach operiert, bekamen ein Kunstherz implantiert, um die Wartezeit bis zur Transplantation eines Spenderherzes zu überbrücken, oder hatten schon eine Transplantation hinter sich.

An einem Sonntagnachmittag hatte ich Dienst und die meisten bekamen Besuch von ihren Angehörigen. Es war etwas ruhiger, denn meine drei Patienten waren stabil. Einer davon war ein schwerreicher Mann Ende dreißig. Er war Eigentümer eines weltweit operierenden Unternehmens. Ein angenehmer Patient, höflich, gebildet und nicht übermäßig anspruchsvoll. Im Gegenteil – er entschuldigte sich immer, wenn er klingeln musste. Er hing seit Wochen an einem Kunstherz, weil sein eigenes krankes Herz die Wartezeit bis zu einer Transplantation nicht geschafft hätte. Das alleine ist schon ein riskanter Eingriff, der nicht ungefährlich ist. Zur damaligen Zeit hörte man sehr deutlich das Klappern der Pumpe, weil das Kunstherz überwiegend mechanisch arbeitete und die Materialien anders waren.

Ich betrat seine Box – so nannten wir die überwiegend gläsernen Intensiv-Zimmer mit Rollos, die man für Interventionen schließen konnte – auf meinem Routinerundgang zu Beginn meiner Schicht und fragte, wie es ihm heute gehe. Wir kannten uns inzwischen recht gut. Er begrüßte mich freundlich und sagte:»Mir geht es gut, danke. Ist heute Motorrad-fahr-Wetter?«

Ich wusste sofort, was er meinte. Herztransplantationen finden eben nur statt, wenn ein junges, gesundes Spenderherz zur Verfügung steht, und das stammt überwiegend von jungen Unfallopfern. »Ja«, sagte ich möglichst emotionslos. Offensichtlich gelang mir das nicht sehr gut, denn er setzte gleich nach:»Ich bin ein Monster! Ich warte auf den Tod eines anderen!« Tränen liefen ihm plötzlich über das Gesicht. Ich hatte zum Glück etwas Zeit und setzte mich zu ihm.»Ich verstehe, was Sie meinen«, versuchte ich eine Brücke zu bauen, wohlwissend, dass er sich diesem Gefühl alleine stellen musste.»Es wird niemand sterben, weil Sie es sich wünschen oder Sie es so wollen. Eine Tragödie wird geschehen und ein Mensch wird sterben, wahrscheinlich durch einen Unfall. Darauf hat kein anderer Mensch Einfluss – am allerwenigsten Sie! Aber es wird jemand sein, der sich in seinem Leben Gedanken darum gemacht hat, was in so einem Fall passieren soll, weil er einen Organspenderausweis hat. Oder aber weil sich seine Angehörigen zu einer Organspende entschließen, damit sein Tod nicht sinnlos war. Sie trifft an seinem Tod keinerlei Schuld.«

Ich wusste damals schon, dass meine Worte ihm bestenfalls einen Hoffnungsschimmer geben konnten. Denn diese oder ähnliche Gedanken hörten wir oft von Transplantierten. Es gab keine Planstellen für Psychologen oder Seelsorger, die sich explizit um diese Patienten kümmerten. Das ist heute zum Glück anders.

Mein Patient hatte sich unnötigerweise diese Gedanken gemacht, denn er sollte keine Transplantation erleben. Er verstarb an einer schweren Komplikation, bevor ein Spenderherz für ihn gefunden wurde.

Auch meine nächste Geschichtenerzählerin war einmal eine Transplantationskandidatin – Elisabeth war sozusagen Stammgast im kardiologischen Wartezimmer.

Elisabeth

Eine farbenfrohe und schick gekleidete, nicht mehr ganz junge Dame sitzt mir gegenüber. Und wenn ich Dame sage, meine ich damit nichts Negatives, im Gegenteil. Denn jede Bewegung, Geste und jedes Lächeln von Elisabeth wirkt sehr elegant, fließend und geschmeidig. Warum das so ist, wird mir später klar, als sie mir erzählt, dass sie Leistungssportlerin und Tänzerin war. Sie hat eine sehr angenehme Ausstrahlung. Ich fühle mich sofort wohl in ihrer Gegenwart. Sie hat eine sehr präsente, aber unaufdringliche Aura, wirkt warmherzig, in sich ruhend, klar und sehr fokussiert.

Sie ist Rentnerin, 71 Jahre alt, verheiratet und mit zwei erwachsenen Söhnen »beschenkt«, erzählt sie freudig. Früher war sie im Einzelhandel selbstständige Unternehmerin. Vor über 30 Jahren wurde bei Elisabeth eine koronare Herzkrankheit (KHK) diagnostiziert. Da war sie gerade einmal 40 Jahre alt. Das ist extrem jung für diese Art von Erkrankung. Zurzeit ist Elisabeth medikamentös eingestellt, und ihre Herzgefäße wurden bereits fünfmal mittels Katheter erweitert. Sie hat eine 80-prozentige Schwerbehinderung und als Nebendiagnose eine Colitis ulcerosa, eine chronisch-entzündliche Dickdarmerkrankung. Ihren jetzigen Krankheitsstatus beschreibt sie als stabil.

An dieser Stelle holt Elisabeth erst einmal tief Luft, bevor sie weiterspricht.»Der Beginn meines Krankheitserlebens war eine schwere Zeit, bis ich endlich eine Diagnose bekam. Ich zweifelte schon an mir selbst und war fast froh, dass das Kind nun endlich einen Namen hatte. Ich war Leistungssportlerin, tanzte sehr viel und plötzlich war mir kein Sport mehr möglich. Bei jeder noch so kleinen Anstrengung bekam ich Atemnot, aber ich wollte meine Leistungsminderung einfach nicht wahrhaben. Immer wieder versuchte ich zu tanzen. Körperlich und psychisch war ich sehr eingeschränkt. Ich konnte meine Arme nicht mehr richtig heben und ich kam immer wieder ins Krankenhaus. Es fiel mir schwer, mir einzugestehen, dass ich dringend Hilfe brauchte. Ich hatte regelrechte Existenzängste, und das nicht nur körperlich. Auch meine wirtschaftliche Situation war angespannt. Dann bot sich mir die Möglichkeit, ein gut laufendes Ladengeschäft im Einzelhandel zu übernehmen. Ich wagte trotz Krankheit den Sprung in die Selbstständigkeit und hatte ein wahnsinniges Glücksgefühl deswegen. Ich konnte mir Freiräume schaffen und hatte endlich das Gefühl, autonom zu sein in meinem Leben.«

Eine starke Frau, die gerne die Fäden in der Hand hat und eigenverantwortlich Entscheidungen trifft, um mit ihrer schweren chronischen Krankheit leben zu können.

»Dann habe ich mit Behindertensport angefangen und mich dabei gleich wieder unter Leistungsdruck gesetzt, meine eigenen Grenzen nicht anerkannt. Ich habe mich minderwertig und stigmatisiert gefühlt, weil ich zu jung für eine solche Erkrankung war. Ich war ein Exot innerhalb der Gruppe von Menschen, die an der gleichen Krankheit litten wie ich. Eigentlich gab es in meinem Leben keine Risikofaktoren, die die Krankheit begünstigt hätten, aber eine familiäre Disposition: Meine Mutter starb an einem Infarkt.

Ich selbst nahm meine Erkrankung trotz der schwerwiegenden Symptome nicht richtig ernst – die Ärzte übrigens auch nicht. Es konnte nicht sein, was nicht sein durfte, nämlich in jungen Jahren schon eine koronare Herzkrankheit zu bekommen. Ich hätte vielleicht ›Herzeleid‹, aber kein ›Herzleiden‹, sagten die Ärzte. Ich fühlte mich nicht ernst genommen und ich erlebte viele entwürdigende Situationen. Ein Arzt ließ mich mit bloßem Oberkörper einen Belastungstest auf dem Ergometer machen.« Bei dieser unschönen Erinnerung hält Elisabeth inne, trinkt einen Schluck Wasser und erzählt dann weiter.

»Nach der zweiten ärztlichen Meinung war die Diagnose dennoch ein Schock. Aber ich empfand auch Erleichterung. Mein Körpergefühl hatte mich nicht getäuscht. Ich hatte recht behalten. Ich war bis dahin nie ernsthaft krank gewesen. Dennoch sagte mir mein Körpergefühl, dass es jetzt ernst war. Ich hatte häufig Angina-pectoris-Anfälle mit Atemnot und einem schrecklichen Vernichtungsgefühl und offensichtlich auch einen ›stillen‹ (unbemerkten) Infarkt.«

Wieder stockt Elisabeth. Sie lacht etwas verlegen. »Gar nicht so leicht, das alles auszusprechen.« Und auch ich muss trocken schlucken. Ich kann gut nachempfinden, wie sie sich damit gefühlt hat.

»Ich musste für meinen Mann stark sein, ich hatte Schuldgefühle und ich wollte auf jeden Fall die Kontrolle behalten. Und so achtete ich sehr auf das, was mein Körpergefühl und meine Wahrnehmung mir sagten. Wahrscheinlich wusste ich deshalb gleich, dass ich kurz danach einen Gallenblasendurchbruch hatte. Die Ärzte prognostizierten mir aufgrund meiner Herzkrankheit keine hohe Lebenserwartung und empfahlen eine Dilatation, also eine Erweiterung der Herzkranzgefäße mit einem Katheter. Das habe ich jetzt schon mehrfach hinter mir und immer habe ich die Fahnen hochgehalten – für meine Familie. Ich war danach immer optimistisch, obwohl ich vor den Eingriffen schrecklich Angst hatte. Nach dem fünften Mal wollte ich dann aufgeben, und als von einer Transplantation gesprochen wurde, war mir endgültig klar, wie krank ich bin.«

Wieder ein kurzes Innehalten. Ich muss auch erst einmal Luft holen. »Und wie bewältigst du deine Krankheit?«, will ich wissen, wie auch schon von meinen anderen Geschichtenerzählern. Elisabeth lässt sich einen Augenblick Zeit, bevor sie leise lächelnd antwortet. »Der Umgang mit den Ärzten und mein Körpergefühl haben mich stark gemacht. Und ... ich bin unglaublich dankbar, dass ich trotz der Schwere der Erkrankung so gut leben kann.«

Dankbarkeit. Ebenfalls ein immer wiederkehrendes Gefühl in den unterschiedlichen Geschichten. Ich muss nicht fragen, Elisabeth spricht von selbst weiter:

»Durch meinen Mann habe ich besondere Unterstützung erfahren. So wie von meiner gesamten Familie. Dabei haben sie mich zum Glück nicht überversorgt, das hätte ich nicht ertragen, sondern sie waren rücksichtsvoll und aufmerksam. Mein jüngster Sohn hat seine kranke Mutter im Alltag erlebt und mir emotionale und soziale, aber auch praktische Hilfe zuteilwerden lassen. Ich wollte ja nicht krank sein und versuchte oft, mich zusammenzureißen. Das ist wohl mein mütterliches Erbe«, schmunzelt sie etwas selbstkritisch. »Sie konnte auch keine Schwäche zugeben und wollte immer den schönen Schein aufrechterhalten, aber ihre Ängste zeigten mir die Schwere ihre Erkrankung. Da bin ich ihr wohl ein bisschen ähnlich.

Es gibt vieles, was mich doch sehr gut mit meiner Krankheit leben lässt. Die meisten meiner Freunde waren bestürzt, aber sie hielten zu mir. Ich hatte beruflich Freiräume und dennoch Erfolg. Das brachte mir Bestätigung und Lebensfreude. Ich feiere das Leben und lasse meine Fröhlichkeit, so gut es geht, nicht verlorengehen. Naja, zu Anfang fühlte ich mich schon etwas isoliert, weil ich an manchen Dingen nicht mehr teilhaben konnte. Das Tanzen fehlte mir und ich hatte eine Abneigung gegen die vielen Tabletten. Das habe ich als Abhängigkeit und Kontrollverlust empfunden, weil ich meine

Krankheit zuerst nicht annehmen konnte. Es war ein Lernprozess und dabei haben mir mein Glaube und die Spiritualität, Ruhe, Kraft, aber auch Gemeinschaft geholfen.«Liebe und Freundschaft – ein tragfähiges »Konstrukt« für die Krankheitsbewältigung.

»Meine Strategie war, meine Krankheit als Routine zu betrachten. Sie ist ein Teil von mir und an manchen Tagen vergesse ich sie sogar. Das hat aber lange gedauert – fast fünf Jahre. Mittlerweile ist sogar das Tabletteneinnehmen zur Routine geworden. Ich bin aufmerksamer gegenüber anderen Menschen geworden, sensibler. Ich habe wohl besondere Antennen für andere entwickelt. Viele Menschen erzählen mir von ihren Sorgen und Nöten. Das empfinde ich aber nicht als Belastung, sondern als Bestätigung. Es gibt mir das Gefühl, für meine Mitmenschen wichtig zu sein. Und das hilft mir bei meinem eigenen Leben. Es ist ein Geben und Nehmen – ein persönlicher Gewinn durch die Hilfe, die ich geben kann. Ich bekomme so viel zurück. Ich habe einen sehr engen Freund in seinem Sterben begleitet und bin an dieser Aufgabe gewachsen«, erzählt Elisabeth.

Das kann ich gut nachempfinden. Menschen, die selbst etwas Schweres durchgemacht haben, sind offensichtlich durchlässiger für die Nöte ihrer Mitmenschen. Hildegard von Bingen nannte es Wunden, die zu Perlen werden. Mit ihren Erfahrungen ist Elisabeth eine hilfreiche Ansprechpartnerin in schweren Lebenssituationen und sie selbst findet dadurch Sinn und Hoffnung in ihrem Leben mit der Erkrankung.

»Meine Lebensqualität ist sehr hoch. Ich genieße mein Leben, und meine eigentliche Krankheit – die ›Enge im Herzen‹ – habe ich in meinem Leben jetzt als Weite verbucht, als ›Herzenswärme‹, auch wenn es ein bisschen gedauert hat. Ich muss nur achtgeben, mich rechtzeitig abzugrenzen, sonst bin ich zu schnell erschöpft«, lacht Elisabeth. »Ich bin jetzt ein Profi meiner Erkrankung und mein Herz ist voller Dankbarkeit und Liebe.«

»Meine Lebensperspektive?« Hier zögert Elisabeth einen Moment. »Ich möchte noch möglichst lange bei meiner Familie sein und anderen Menschen Orientierung und Hilfe bieten.«

Ich hatte nichts anderes von dieser sehr wohlwollenden, ehrlichen und warmherzigen Frau erwartet.

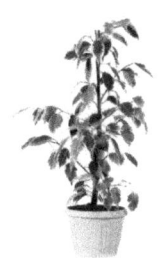

Im onkologischen Wartezimmer mit Miriam

In Deutschland leben 3,5 bis 4 Millionen Krebspatienten. Jährlich sterben etwa 224.000 Menschen an den Folgen. Ganz eindeutig eine Volkserkrankung.

In einem onkologischen Wartezimmer bin auch ich – gefühlt – wie in einem Wohnzimmer zu Hause. Aber das will eigentlich keiner – alle haben hier Fluchtgedanken: Nur schnell weg. Ich finde, in diesen Wartezimmern riecht es besonders nach Angst. Alle warten auf gute Nachrichten – zumindest, dass der Krebs nicht weitergewachsen ist oder dass sich nicht noch zusätzlich Metastasen gebildet haben. Viele kommen zur ambulanten Chemo hierher und nehmen dann ebenfalls im Wartezimmer Platz. Diese Patienten sind gezeichnet. Und ich bemühe mich, sie nicht anzustarren, weil ich weiß, wie sehr das nervt – sah ich doch selbst so aus.

Eigentlich kann man alles, wirklich alles in diesem Wartezimmer erleben. Wildfremde Menschen reißen ihre Bekleidung hoch und zeigen stolz oder Mitleid heischend ihre Narben, die ich nicht sehen will. Sie erzählen haarsträubende medizinische Halbwahrheiten, schimpfen über lange Wartezeiten (nicht zu Unrecht) oder zwingen einem ihre gesamte Krankengeschichte mit allen Details auf. Manche schweigen (so wie ich), starren aus dem Fenster oder verstecken sich hinter einer Zeitung. Und manchmal sehe ich auch jemanden leise weinen ...

Miriam sitzt oft in einem onkologischen Wartezimmer, allerdings auch in verschiedenen anderen unterschiedlicher Fachrichtungen, hat sie doch gleich mehrere chronische Erkrankungen.

Miriam

Ein Sprichwort besagt: »Der Blitz schlägt nicht zweimal an derselben Stelle ein.« Das gilt definitiv nicht für Miriam. Bei ihr schlug er sogar dreimal ein. Miriam ist mit 43 Jahren die Jüngste meiner weiblichen Geschichtenerzählerinnen. Sie ist nicht verheiratet, lebt aber seit eineinhalb Jahren in einer festen Beziehung – und glücklich, fügt sie lachend hinzu. Sie ist gelernte Bürokauffrau, doch seit Mai 2015 läuft ihr Rentenantrag. Sie hat keine Pflegestufe beantragt und hat erst 30 Prozent und dann 70 Prozent Schwerbehinderung bewilligt bekommen. Kurz nach unserem Interview wird sie auf 100 Prozent Schwerbehinderung hochgestuft.

Ihre Diagnoseliste ist lang. Ich habe Miriam 2012 gleich bei ihrem ersten Einschlag kennengelernt. Ich war damals zu meiner ersten Chemotherapie im Krankenhaus. Sie war dort, weil bei ihr ein Malignes Melanom an der Hand chirurgisch und großflächig entfernt werden musste. Die Wundheilung war etwas schwierig, aber nach ein paar Tagen konnte sie als geheilt entlassen werden. Dieser extrem bösartige Tumor hatte noch nicht gestreut und der Primärherd konnte lokal begrenzt entfernt werden. Ende 2016 hatte sie dennoch ein lokales Rezidiv und noch drei weitere Melanome, die auch chirurgisch entfernt wurden.

Ein halbes Jahr später wurde nach langer Suche aufgrund verschiedener schwerwiegender Symptome erst eine schubförmige MS diagnostiziert, die dann in eine voranschreitende Multiple Sklerose überging. Der Weg bis zur endgültigen Diagnose, die zumindest

Behandlungsmöglichkeiten eröffnet, war extrem schwierig – aber dazu später mehr.

Der dritte Blitzschlag kam für Miriam im März 2015: Gebärmutterhalskrebs. Zunächst wurde ihr nur das befallene Gewebe herausgeschnitten, etwas später dann aber die gesamte Gebärmutter entfernt. Miriam wurde damit die Frage nach einem Kinderwunsch abgenommen. Das war ein schwerer Einschnitt für sie, der sie sehr traurig machte, gerade weil es eine endgültige und irreversible Entscheidung war, die sie in ihrem Leben bisher so nicht erlebt hatte.

Diverse Nebendiagnosen machen Miriam mal mehr, mal weniger zu schaffen: Zur Gewichtsreduktion ließ sie 2008 ein Magenband einsetzen, das aufgrund von Problemen 2015 durch einen Magenbypass ersetzt werden musste. Diverse Allergien, Gicht und eine Schilddrüsenüberfunktion machen Miriams Leben mit den schweren Hauptdiagnosen nicht unbedingt einfacher. Die schlimmste Diagnose sei die MS gewesen, sagt sie, aber ihr gesundheitlicher Status sei jetzt soweit ganz gut.

Ich kann kaum glauben, dass diese junge, sympathische Frau einfach fast alles hat, was es an chronischen Krankheiten so gibt, und bin erschüttert.

Ihr Krankheitserleben sieht Miriam als zweite Chance. »Ich habe ja auch gar keine andere Wahl«, sagt sie mit einem ihrer seltenen, aber herzlichen Lacher. Sie hat aber doch eine Wahl getroffen und einen Sinn gefunden – indem sie ihre Erkrankung als Chance betrachtet, ihr Leben zu verändern beziehungsweise es einfach zu leben.

»Ich bin sehr oft müde – naja, Fatigue eben ... Das kennt man bei meinen Diagnosen. Dazu kommen Taubheitsgefühle, Kribbeln und Sensibilitätsstörungen – besonders auf der linken Seite. Ansonsten kann ich oft nur in den Tag hinein leben. Ständig muss ich Medikamente nach Plan nehmen, habe jede Menge Arzt- und Behandlungstermine und muss zwischendurch immer wieder schlafen. So hat der Tag keine feste Struktur für mich, aber das ist eigentlich auch mal ganz schön. Anders als im Berufsleben. Ich habe Frührente beantragt und bin beunruhigt, wie es finanziell weitergeht. Krank zu sein kann sich eben nicht jeder leisten.«

Ob sie sich oft mit Freunden treffe oder diese sie besonders unterstützen, will ich wissen. Aus eigener Erfahrung weiß ich: Wenn man einen gegenläufigen Alltag zur »arbeitenden Bevölkerung« hat, verliert man den einen oder anderen Menschen aus unterschiedlichen Gründen aus dem Blick.

»Ich habe einige Freunde ›aussortiert‹. Sie taten mir nicht gut. Das konnte ich seelisch und körperlich spüren. Ich habe den Kontakt abgebrochen und mich nicht mehr gemeldet«, erzählt Miriam etwas nachdenklich.

Abzuwägen, was mehr Stress verursacht – Kontakte, die nur anstrengend sind und schmerzen, oder ein endgültiger Schnitt – ist sicher keine leicht zu treffende Entscheidung. Und ich fühle, dass es auch Miriam nachhängt. Sie spricht schnell weiter: »Aber mein Freund, seine Familie und meine eigene Familie sind toll. Auf die kann ich mich hundertprozentig verlassen.

Einschränkungen erlebe ich durch die ausgeprägte Fatigue. Die macht es mir manchmal unmöglich, an Verabredungen oder Aktivitäten mit Freunden oder der Familie teilzunehmen. Ich habe ein paar Bewegungseinschränkungen durch eine Operation an der Hand und ich muss mir dreimal wöchentlich Interferon spritzen, ein Mittel, das die MS zumindest verlangsamt. Das macht Knochenschmerzen, Fieber bis zum Schüttelfrost ... Grippesymptome eben. Was mich nicht stört, sind die vielen Narben, die ich inzwischen habe. Ich finde mich im Spiegel sogar schöner als vorher. Das liegt natürlich auch an dem massiven Gewichtsverlust. Dafür nehme ich die Narben in Kauf. Sie belasten mich nicht. Was mich belastet, ist meine wirtschaftliche Situation. Ich möchte nicht zum Sozialfall werden. Das macht mir richtig Angst!«

Wieder schweigt Miriam betroffen. »Dann könnte ich noch nicht einmal meine jetzige Wohnung halten. Ich bin extra wegen meiner Erkrankung in eine ebenerdige, behindertengerechte Wohnung mit breiten Türen gezogen. Ich weiß ja nicht, ob ich irgendwann mal auf einen Rollstuhl angewiesen bin.«

Jetzt muss ich schlucken. Diese von Miriam so lapidar ausgesprochene mögliche Zukunftsperspektive muss sie jeden Tag aushalten! Jeden Tag! Das geht nie weg. Der Gedanke wird immer in ihrem Kopf sein. Wo bleibt die Unbeschwertheit? Wir schweigen beide einen Moment, bevor Miriam dann doch weiterspricht.

»Es fällt mir schwer, um Hilfe zu bitten. Soweit es irgendwie geht, mache ich noch alles selbst. Ich liebe es, in meinem kleinen Garten und auf der Terrasse zu arbeiten. Manchmal fehlt mir aber tatsächlich auch die Zeit dafür. Nun habe ich keine beruflichen Verpflichtungen, aber mein Wochenplan ist manchmal voller als der eines Topmanagers«, witzelt sie etwas bemüht.

Auch das kenne ich gut. Es ist richtiger Stress, wenn man an seiner Genesung beziehungsweise Gesundung oder zumindest Erhaltung »arbeitet«. Aber auch das kann sinnstiftend wirken. Man arbeitet aktiv an seinem Heilungsweg und hat die Kontrolle. Wieder eine tragfähige Säule.

»Ich muss mich alle zwei Wochen beim Hausarzt vorstellen, mindestens halbjährlich wegen der MS zum Neurologen, bei Schüben häufiger. Wegen der Melanome muss ich halbjährlich zum Hautarzt, ich gehe zurzeit zur Ernährungsberatung wegen der Magenoperation, einmal in der Woche zur Physiotherapie, halbjährlich zum Gynäkologen, zum Augenarzt und – naja, Zahnarzt ist auch mal dran.

Zudem bin ich aktuell in einer Psychotherapie«, zählt sie auf. »Dazu kommen dann noch die Wartezeiten in den Arztpraxen – schrecklich! Allerdings fühle ich mich bei meinen Ärzten gut aufgehoben. Das ist wichtig und war auch nicht immer so, einige Ärzte habe ich gewechselt, weil die Chemie nicht stimmte. Es hat lange gedauert, bis ich das richtige Team zusammen hatte.«

Auch diese Aussagen höre ich bei fast allen, die mir ihre Geschichte erzählen. Das Arzt-Patienten-Verhältnis ist von vornherein eine asymmetrische Beziehung, da der Arzt immer einen Wissensvorsprung hat und »hierarchisch« meistens über dem Patienten steht. Häufig haben Ärzte wenig Zeit und man muss Informationen und Zeit erbitten oder erstreiten. Das kostet Kraft und Energie, die viele Patienten einfach nicht haben.

»Eine Ärztin in der Uniklinik machte dann ein MRT und bestätigte endlich die MS-Diagnose als schwerwiegende neurologische Erkrankung. Vorher wurden einige Fehldiagnosen gestellt. Manche Ärzte haben mir auch einfach nicht geglaubt. Ich wurde nicht ernst genommen. Man hielt mich für psychisch labil. Und ich wollte nicht auf die Psychoschiene abgeschoben werden, denn ich wusste, dass das nicht richtig ist. Es war eine echte Erleichterung, endlich eine Diagnose zu haben, auch wenn das verrückt klingt. Ich habe vor Erleichterung geweint.«

Wieder schweigen wir beide einen Moment. Dieses Gespräch bringt Miriam noch einmal alle die negativen Erinnerungen zurück und ich merke deutlich, wie sehr sie das anstrengt. Ich bewundere ihre Entschlossenheit, endlich einmal Dinge auszusprechen, mit denen sie ihre Familie und Freunde nicht noch zusätzlich belasten möchte. Auch ich stoße etwas an meine Grenzen, weil ich vieles aus eigenem Erleben heraus nachvollziehen kann und weiß, wie sie sich fühlt. Wir gönnen uns eine kurze Pause zum Durchatmen.

Ich hoffe, dass es für Miriam jetzt etwas leichter wird, und frage sie nach ihrer Krankheitsbewältigung, um das Gespräch auf etwas positivere Aspekte zu lenken. Sofort spricht sie mit einem Lächeln weiter.

»Ich lebe in den Tag hinein, ich habe keine andere Wahl. Was ich besonders schätzen und lieben gelernt habe, ist die Arbeit in meinem Garten. Dort komme ich innerlich zur Ruhe und kann Kraft schöpfen. Ich habe selbst eine kleine Steinmauer gebaut und einen Teich angelegt. Das habe ich ganz alleine geschafft.« Ihre Freude darüber und ihr Stolz klingen durch jeden Buchstaben. Unwillkürlich muss ich lächeln, sitze ich persönlich doch lieber in meinem Garten, als darin zu arbeiten. Einen Monat nach unserem Interview schickte mir Miriam eine Nachricht, dass ihre Rente bewilligt wurde.

»Meine Naturverbundenheit hat sowieso stark zugenommen. Mein Lebensgefährte hat viele Tiere – Schafe, Schweine und sogar Nandus. Und jetzt plant er extra für mich Enten anzuschaffen«, freut sich Miriam. »Mein Freund ist toll – wir kennen uns schon seit zwanzig Jahren, aber wir hatten immer nur losen Kontakt. Dann haben wir uns langsam in einander verliebt – wir waren bereit dazu. Er ist zwölf Jahre jünger als ich und ich bin sehr glücklich. Wir wohnen nicht zusammen, aber wir sehen uns jeden Tag.« Hier grinsen wir beide, denn es ist uns klar, dass auch ihre Liebesgeschichte ungewöhnlich, aber tragfähig ist.

»Die ganze Familie meines Freundes ist toll. Sie unterstützen mich, wann immer ich Hilfe brauche. In praktischen Dingen, aber auch emotional. Ich habe erkannt, wie wichtig Familie ist. Meine eigene Familie steht auch immer voll hinter mir. Das gibt mir Sicherheit.«

Als ich Miriam nach ihren Strategien und ihrer Krankheitsbewertung frage, wird sie wieder deutlich ernster: »Ich habe meine

Krankheiten noch nicht richtig akzeptiert. Daran arbeite ich. Ich habe damit ein Problem, aber ich bin im Prozess. Ich frage mich oft: Warum ich? Was habe ich getan? Ist das eine Strafe? Ich bin sicher, die Krankheiten haben einen Grund, und irgendwann werde ich auch erfahren, welcher das ist. Ich muss wohl für irgendetwas bezahlen, glaube ich.«

Wieder einen Moment Schweigen. Ich versuche, mir meine Erschütterung über ihre Schuldgefühle nicht anmerken zu lassen. Ich fühle mit ihr und es tut mir leid, wie sie im Moment die Situation sieht. Es arbeitet in Miriam, und dann scheint ihr zum Glück etwas Positives einzufallen.

»Es gab einen richtigen Wendepunkt, den mir die Krankheiten deutlich gemacht haben. Das hat mir gezeigt, wie ich damit leben kann – und zwar gut. Ich habe durch die Erzählung einer Freundin meine Krankheit verstanden. Sie hat ebenfalls MS. In einem Café nahm sie mehrere Löffel wie einen Strauß Blumen in die Hand und legte dann immer einen Löffel weg. So durchläuft man einen Tag mit MS: Zu Beginn ist der Löffelstrauß voll und dann wird er im Lauf des Tages immer kleiner. Und ich muss meinen Tagesplan so machen, dass ich mit den verbleibenden Löffeln – also meiner Kraft – durch den Tag komme. Ich muss genau überlegen, was ich heute mache mit meiner »Löffel-Kraft«. Dieses Beispiel meiner Freundin hat einen Aha-Effekt für mich gehabt und ich konnte begreifen, wie ich mit der MS leben kann. Das war sehr hilfreich für mich. Ich bin sonst immer gelaufen und auch mal weggelaufen. Jetzt zwingt mich die MS langsamer zu gehen – im Wortsinn. Ich bin immer der Anerkennung von anderen Menschen hinterhergelaufen, auch im Job und in der Freizeit. Ich wollte immer etwas beweisen. Jetzt ist mir nur noch die soziale Anerkennung von meinem Freund, der Familie und meiner Freunde wichtig«, reflektiert Miriam durchaus selbstkritisch.

Und wieder Schweigen. Gerade will ich nachfragen, als Miriam von sich aus weiterspricht.

»Ich habe Angst vor dem Rollstuhl. Abhängig zu sein und um Hilfe bitten zu müssen. Eine Pflegebedürftigkeit wäre das Schlimmste für mich. Aber ich versuche einfach weiterzumachen. Meine Mutter sagt immer, ich sei wie Unkraut: Ich komme immer wieder. Ich habe Zeit gewonnen. Das ist ein Geschenk. Ja, so sehe ich das!«, bestätigt sie sich selbst. Ich freue mich über Miriams Erkenntnis und bewundere sie für ihren fortgeschritten Heilungsweg.

»Meine Lebensqualität ist grundsätzlich hoch, weil ich jetzt nicht mehr arbeiten muss. Da fällt schon eine Menge Druck weg. Ich habe Zeit und viele Freiheiten und mache, was ich will beziehungsweise was ich kann. Da haben die Krankheiten mal einen positiven Einfluss gehabt. Seit Oktober 2015 habe ich keine Schübe mehr gehabt.

Meine Wahrnehmung ist anders geworden – intensiver. Vieles bewerte ich jetzt anders, auch mich selbst. Ich nehme mich selbst wichtig und stelle meine Bedürfnisse nicht mehr zurück. Aber ich bin auch gerne für meine Lieben da. Eigentlich habe ich sehr viel Hoffnung auf die Zukunft. Ich kann mein neues Leben ja gestalten.

Pläne oder eine Lebensperspektive habe ich in diesem Sinne nicht – brauche ich auch nicht. Aber ich habe viele Wünsche: Ich würde gerne nach Mallorca fliegen, zur Formel 1 nach Hockenheim und ich hoffe, dass das mit der Rente klappt. Dass meine Erkrankung nicht besser wird, weiß ich ja, aber ich hoffe, es bleibt möglichst lange so, wie es ist. Es hat sich viel verändert. Manches war schmerzhaft, aber vieles war auch gut. Ist schon ein verrücktes Leben, oder?«, lacht Miriam.

Besser hätte diese junge, mutige Frau ihre »Blitzeinschläge« wohl nicht auf den Punkt bringen können.

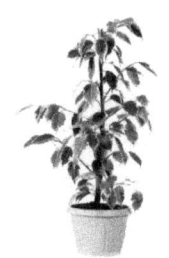

Im Wartezimmer der Neurologie
mit Lazarus

Laute, plärrende Radiomusik und eine noch einzuarbeitende, dafür aber unfreundliche Dame an der Aufnahme – wieder einmal im Wartezimmer, und wie meistens schaue ich mir als Erstes die Menschen an, die darin sitzen. Das sind mal wieder sehr viele. Ein älterer Herr scheint schon etwas länger zu warten, denn er schimpft gleich los, als ich den stickigen Raum betrete: »Ha, hier werden Sie noch lange warten. Die bestellen hier immer fünf Leute zum selben Termin ein!«

Ich lächele bemüht, weil ich keine Lust habe, meine ohnehin schon sehr ausgeprägte Nervosität noch zu vergrößern. Es ist kein Stuhl mehr frei. Daher bleibe ich an die Wand gelehnt stehen und hoffe, dass ich bald sitzen kann, da mein Kreislauf morgens nicht sehr stabil ist. Andererseits, überlege ich, wenn ich kollabiere, werde ich sicher gleich in ein Behandlungszimmer gebracht ...

Ich muss nicht weiter über Sinn und Unsinn eines solchen Szenarios nachdenken, denn eine Patientin wird aufgerufen. Ihr Begleiter steht gleich mit auf und hakt sie unter. Sie braucht offensichtlich Hilfe beim Gehen. Schon von den wenigen Minuten im Wartezimmer bin ich erschöpft und lasse mich auf den frei gewordenen Stuhl plumpsen.

Das Radio ist glücklicherweise so laut, dass ich die meist geflüsterten Gespräche dieses Mal nicht hören kann und muss. Ich überlege, ob ich mein Buch heraushole und mich dahinter verstecke, entscheide mich aber für mein Handy und lese aktuelle Nachrichten online.

Neben mir sitzt eine Frau, die etwas älter ist als ich. Das nehme ich jedenfalls aufgrund ihrer grauen Haare an. Sie hat ein Buch auf den Knien und Kugelschreiber, Textmarker und Bleistift in der Hand. Sage mir, was du liest, und ich sage dir, wer du bist ... Neugierig versuche ich herauszubekommen, was sie da liest beziehungsweise bearbeitet.

Ich bin entsetzt – einige Diagramme und Formeln, die fast eine halbe Seite füllen, springen mir entgegen. Schnell sehe ich weg und dann wieder hin, um die Überschrift zu lesen: »Lagrange Methode«. Wie gut, dass ich mein Handy dabei habe und den Begriff nachsehen kann. Es ist eine Formel zum Errechnen eines Optimums – in der Mikroökonomie. Mit was man sich so alles seine Zeit im Wartezimmer vertreiben kann! Sofort schäme ich mich, denn das Ausspionieren von anderen Menschen im Wartezimmer ist ein fragwürdiger Zeitvertreib. Da ist das Lesen von klugen Büchern doch sehr viel sinnvoller. Aber so vergeht die Wartezeit wenigstens und ich bin abgelenkt. Zugegebenermaßen ist das mein Hauptzeitvertreib, wenn ich viele Stunden in Wartezimmern verbringe, und ich bin mir fast sicher, dass andere Wartende das ähnlich sehen.

Zumindest Lazarus, der mir als Nächster seine Geschichte erzählt. Denn er achtet ebenfalls sehr auf andere Menschen und hat oft Gelegenheit, in neurologischen Wartezimmern seine Beobachtungen zu machen.

Lazarus

»Ich bin nicht chronisch krank, sondern chronisch gesund«, ist einer der ersten Sätze, die Lazarus zu mir sagt. Und so ungewöhnlich wie diese Aussage ist auch die Wahl des Namens, den er für sich ausgesucht hat – wenn auch sehr passend. Seine Geschichte ist ebenso außergewöhnlich, denn er gehört zu den wenigen Menschen, die klinisch tot waren und zurück ins Leben gefunden haben. Seine Diagnose lautete umgangssprachlich: Schlaganfall. Medizinisch formuliert: Apoplex, eine intraventrikuläre, linksseitige Hirnblutung mit Ventrikeleinbruch. Lazarus wurde notfallmäßig operiert, wobei ihm der Schädel geöffnet werden musste, damit das Blut abließen konnte. Dies gelang jedoch nicht wirklich, sodass aufgrund einer Abflussstörung eine zweite Operation notwendig wurde. Nach diesen schweren Eingriffen war er tagelang nicht ansprechbar und hatte ausgeprägte hirnorganische Defizite mit Desorientiertheit bezüglich Ort, Zeit und Situation. Konzentration, Merkfähigkeit und Aufmerksamkeit waren ausgeprägt defizitär, außerdem litt er unter Gleichgewichts- und Koordinationsstörungen sowie massiven Einschränkungen bei der Wortfindung.

Dass er den Schlaganfall überhaupt überlebt hat, empfindet Lazarus als echtes Wunder, und das ist es im medizinischen Sinn auch. Das war im Oktober 2013. Er selbst beschreibt seinen aktuellen Gesundheitszustand als völlig gesund – ohne Beeinträchtigungen! Da bin selbst ich für einen Moment sprachlos.

Lazarus ist 53 Jahre alt, in zweiter Ehe verheiratet und hat eine erwachsene Tochter, die er seit ihrem fünften Lebensjahr als alleinerziehender Vater betreut. Seit Kurzem hat er auch ein erstes Enkelkind. Viele Jahre arbeitete er als Gefahrstoffexperte und Chemotechniker. Ein gefährlicher Job: Er überstand Explosionen und Gefahrensituationen und kam mit schädlichen Lösungsmitteln in Berührung. Ob es einen Zusammenhang mit seiner Erkrankung gibt, konnte nicht geklärt werden beziehungsweise wurde weder von der Berufsgenossenschaft noch den Versorgungsämtern anerkannt. Er befindet sich auf Jobsuche und ist trotz aktiver Intervention mehrfach an den Entscheidungen der Behörden und an Diskriminierung gescheitert. Eine Situation, die sehr belastend für Lazarus ist, denn nach eigenen Aussagen kann und will er gerne wieder arbeiten, wenn nötig auch in seinem alten Beruf.

Lazarus' Krankheitsgeschichte war nach vierwöchigem Krankenhausaufenthalt noch nicht zu Ende. Aber als Erstes will ich seine Erinnerungen an die Akutsituation hören.

Ich habe jahrelang auf verschiedenen Intensivstationen gearbeitet und war bei unzähligen Reanimationen dabei. Ich habe lange »Nulllinien«, also keine Herztätigkeit mehr im EKG, gesehen. Wenn es möglich war, habe ich die Patienten, die wir retten konnten, nach ihren Erinnerungen gefragt. Und fast alle berichteten übereinstimmend ähnliche Geschichten, wie wir sie auch aus der Presse und aus Büchern kennen: Tunnel, Licht, Wärme, Musik und ein schwebendes, geborgenes Gefühl, »Wesen«, die einen begrüßen oder in Empfang nehmen. Meine Neugierde ist nach wie vor ungebrochen und ich bin fasziniert von diesen Erzählungen. Dennoch möchte ich mir damals wie heute kein Urteil über das Erlebte erlauben.

Lazarus erzählt: »Ich bekam zu Hause heftige Kopfschmerzen. Nach drei Tagen wurde es immer schlimmer und plötzlich wurde ich bewusstlos. Weil kein Platz im nächstgelegenen Krankenhaus war, wurde ich in eine weiter entfernt liegende Klinik gefahren. Dabei ging kostbare Zeit verloren. Alleine aus diesem Grund hätte ich eigentlich sterben müssen. Mein letzter Gedanke vor der Bewusstlosigkeit war, dass ich zufrieden bin mit meinem Leben, aber dass dieser furchtbare Vernichtungsschmerz endlich aufhören soll, auch wenn ich dafür sterben muss. Ich war bereit. Ich sah ein helles Licht und hörte unbeschreiblich optimistische Musik und tanzende Wesen oder Menschen waren um mich herum. Ich habe mich hineingezogen und sehr wohl gefühlt ... Ich glaube, dadurch habe ich die Angst vor dem Tod verloren.«

Hier stockt Lazarus und ich muss auch erst einmal Luft holen. Ich habe das Gefühl, dass er nicht mehr dazu sagen möchte. Es ist auch ein sehr privates und intimes Erlebnis und ich frage nicht weiter nach.

Er war vier Wochen in der Klinik. Eine Situation ist ihm noch heute als besonders schrecklich in Erinnerung, die seine kognitiven Defizite in dieser Zeit deutlich macht. Er wollte seine Frau, die ihn besuchen kam, aus der Eingangshalle abholen, verirrte sich aber hoffnungslos in den Gängen. »Ein schreckliches Gefühl zu wissen, ich komme nicht zurecht. Ich kann mich nicht orientieren. Das blieb noch länger so«, beschreibt Lazarus diese absurde Situation. »Es war schlimm, mir einerseits bewusst zu sein, dass ich etwas nicht kann, nämlich mich orientieren, und andererseits festzustellen, dass ich dieses Problem nicht lösen kann.«

Direkt im Anschluss an den Krankenhausaufenthalt kam er in eine Reha-Klinik, aus der er sich aber nach zwei Wochen auf eigene Verantwortung entließ. »Es herrschten dort unhaltbare, unmenschliche Zustände. Eine angeleitete Therapie fand nur selten statt und die zwischenmenschlichen Begegnungen mit dem Personal waren alles andere als empathisch. Zeitgleich mit mir gingen noch drei weitere Patienten auf eigene Verantwortung. Das spricht wohl Bände«, beschreibt Lazarus diese für ihn schrecklichen zwei Wochen.

»Als ich wieder zu Hause war, nahm ich meine Therapieplanung selbst in die Hand. Und von da an ging es mir binnen drei Monaten sehr viel besser – eine sehr kurze Zeit, verglichen mit der Schwere der Diagnose.«

Lazarus gab die Hoffnung nicht auf, sein Leben selbst bestimmen zu können und so aktiv in seinen Heilungsprozess einzugreifen. Und es funktionierte. Wie schon bei den anderen, die mir ihre Geschichte erzählten.

Er vereinbarte Physiotherapie- und Logopädietermine und machte sich zu Fuß durch ein großes Waldstück auf zu den jeweiligen Praxen. »Die Wanderungen durch die Natur halfen mir sehr. Auch wenn meine Frau zu Beginn nicht gerade glücklich war – hatte sie doch Angst, dass ich mich wieder verlaufen würde. Aber schon nach den ersten Malen war mir klar: Ich schaffe das! Und dann habe ich mich trotz Gleichgewichtsstörungen wieder auf mein Fahrrad gesetzt. Das war ein Meilenstein! Und ich fahre heute noch sehr viel Rad.

Natur und Bewegung halfen bei meiner Krankheitsbewältigung, so wie die guten Therapeuten, die ich in unserer Stadt fand. Im Moment bin ich Hausmann und habe gelegentlich kleine Nebenjobs: Gartenarbeit, Assistenz- und Bürotätigkeiten. Aber ich habe auch sonst nie Langweile. Ich pflege einen bunten Lebenswandel«, lacht er etwas vorsichtig. Es ist zu spüren, wie sehr ihm sein Job fehlt.

»Ich bin mit vielen Künstlern befreundet, ich habe ein Faible für Literatur und Lyrik und schreibe selbst auch gelegentlich Gedichte, halte Lesungen, musiziere, singe, tanze und besuche mit meiner Frau Konzerte und Kulturveranstaltungen. Ich mache viel Sport und fahre täglich Rad. Überhaupt bin ich ein sehr kommunikativer Mensch. Deshalb war es wohl auch so schrecklich für mich, als ich die richtigen Worte nicht finden konnte ... Ich diskutiere jedenfalls gern über Gott und die Welt.

Ich sprach auch mit engen Freunden und anderen Betroffenen. Das gab mir Akzeptanz und Rückhalt. Und interessanterweise kommen viele Menschen zu mir und suchen Rat und Hilfe. Diese Gespräche sind ehrlich und ergiebig. Zum Beispiel hatte eine gute Freundin zeitgleich mit mir eine Hirnblutung, weil ihr ein Aneurysma im Kopf geplatzt war. Sie sitzt heute im Rollstuhl und ich hatte zu Anfang ein schlechtes Gewissen, weil es mir wieder gut geht. Ich helfe ihr nun, so gut ich kann.«

Wieder etwas, was in mehreren Geschichten auftaucht: Menschen, die Schweres durchgemacht haben, werden zu Zuhörern und Ratgebern. Eine Chance, die Lazarus ergriff, um das Gefühl zu haben, etwas Sinnvolles zu tun.

»Es gab eine konkrete Strategie, um die Krankheitsphase durchzustehen. Sie ist eigentlich ganz einfach«, antwortet er sehr schnell, als ich danach frage. »Mein Glaube an Gott. Ich fragte mich natürlich, warum das alles geschehen ist, und eine Antwort darauf ist nicht so leicht zu finden. Aber ich habe die Hoffnung, dass ich die von Gott gestellten Aufgaben lösen und seine Wege beschreiten kann.

Auf Behörden, Versorgungsämter und so weiter konnte ich mich nicht verlassen. Dort fiel ich durch ein Raster. Menschen wie ich waren und sind im System nicht vorgesehen. Ich war wie unsichtbar. Aber nicht für Gott. Er war immer an meiner Seite. Das spürte ich besonders bei einer Begegnung im Krankenhaus, die mich nachhaltig beeindruckt hat: Kurz nach den Operationen erwachte ich aus meiner Bewusstlosigkeit und an meinem Bett saß eine Schwester, die für mich betete. Es war kein kirchliches Haus, in dem ich lag, und trotzdem nahm sich ein fremder Mensch Zeit, um für mich zu beten. Das war ein sehr einschneidendes, berührendes Erlebnis für mich und ich bin dieser Schwester bis heute dankbar. Es machte mir Hoffnung, ein neues Leben beginnen zu können.«

Hier schweigen wir beide wieder einen Moment. Lazarus, weil er in Erinnerungen versunken ist, und ich, weil ich die Intensität der Situation nachempfinden kann.

»Mir sind die Risiken bewusst, denen ich ausgesetzt bin. Ich glaube aber an das Gute und deshalb habe ich, auch durch meine Nahtoderfahrung, keine Angst vor dem Tod. Angst ist ja auch nicht immer nur negativ. Sie kann uns vor Risiken schützen. Sie darf nur nicht übermächtig werden. Die Kraft meines Glaubens ist die stärkste Kraft in meinem Leben – neben der Liebe zu Menschen, Tieren und Pflanzen, zu der Schöpfung. Und die Hoffnung, dass mein Leben einen Sinn hat.«

Da ist es wieder: Glaube, Liebe, Hoffnung – wie ein Mantra durchzieht es die Geschichte von Lazarus (und alle die anderen Geschichten).

»Meine Lebensqualität ist ausgesprochen hoch. Ich führe mein wiedergewonnenes Leben bewusst und genieße jede Sekunde wie ein Kind, das alles neu entdeckt, voller Freude, Lust und Neugierde. Ich hatte mein Gedächtnis verloren und lernte innerhalb eines halben Jahres alles neu.

Ich freue mich heute über kleine Dinge und sage immer zu meiner Familie und Freunden: Wenn ihr mir ein wirklich großes Geschenk machen wollt, dann schenkt mir Gelegenheiten und Zeit für gemeinsames Beisammensein. Das ist mir wirklich wichtig geworden.

Körperlich geht es mir auch richtig gut, sodass ich keinerlei Einschränkungen habe. Dafür bin ich sehr dankbar. So kann ich mich jetzt wieder ehrenamtlich für Kranke, Schwache, ausgegrenzte Menschen und für die Natur und Tiere einsetzen. Ich habe etwas zurückzugeben.«

Als ich Lazarus nach seiner Lebensperspektive frage, lacht er ein bisschen, bevor er wieder ernst wird.

»Ich habe viele Wünsche und Träume. Es wäre toll, wenn ich wieder arbeiten könnte. Und ich habe große Hoffnung auf ein gesundes, glückliches Leben mit viel Liebe und Frieden für meine Familie. Meine Devise ist: Lebe mutig. Und dazu gibt es für mich keine Alternative. Denn ich habe hier noch eine Aufgabe abzuarbeiten. Das ist mir sehr schnell klar geworden. Diese Aufgabe verlangt mir Mut, Kraft und Ausdauer ab. Und ich werde Gottes Beistand brauchen.«

Mehr möchte er nicht dazu sagen – muss er auch nicht, denn ich spüre, wie wichtig ihm diese Aufgabe ist.

»Und ich möchte Menschen von meinen Erlebnissen erzählen, damit sie vielleicht den Wert des Lebens besser verstehen.«

Jetzt lacht Lazarus wieder und man merkt, dass er sich auf seine Aufgaben freut. Er hat alles wiedergefunden – sein sinnvolles, schönes Leben, seine Hoffnung und seine Fähigkeit, das Leben wieder eigenständig zu handhaben. Er ist eben ein echter Lazarus: auferstanden in ein neues Leben voller Glaube, Liebe und Hoffnung.

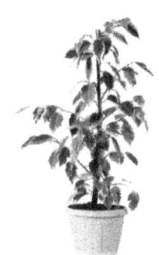

Bei der Dialyse
mit Johannes

Eine Dialyse-Station oder -Ambulanz ist eigentlich kein Wartezimmer. Oder doch? Vielleicht sogar in doppelter Hinsicht. Die Patienten warten während der Dialyse darauf, dass die Schadstoffe aus ihrem Blut herausfiltriert werden und es ihnen wieder besser geht. Und sie warten auf eine mögliche Transplantation. In Deutschland gibt es zwischen 70.000 und 80.000 Dialyse-Patienten, von denen mehr als 12.000 auf eine Transplantation einer Niere warten. Die zentrale Vergabe von Organen läuft über die europaweite Meldestelle EURO-TRANSPLANT in Leiden/Holland. Dorthin wird der potenzielle Empfänger von den Transplantationszentren der behandelnden Klinik gemeldet.

Es gibt noch eine andere Variante der Organspende: die Lebendspende. Ein nicht unübliches Verfahren, besonders bei Nierentransplantationen. Die rechtliche Voraussetzung ist, dass das gespendete Organ ein freiwilliges und unentgeltliches Geschenk ist, denn der Spender nimmt die üblichen Operationsrisiken in Kauf, um einer nahestehenden Person zu helfen. Die nötigen Voraussetzungen auf der Seite des Spenders sind, dass er zwei gesunde Nieren besitzt, kein Diabetes hat oder herzkrank ist, keinen hohen Blutdruck hat und, wenn möglich, mit dem Empfänger verwandt ist, weil das zu weniger Abstoßungserscheinungen führt. Falls das nicht der Fall ist, sollte er dem Empfänger zumindest emotional nahestehen. Bei einem normalen Verlauf der Transplantation hat der Spender nicht mit Einschränkungen zu rechnen und er kann ein ganz normales Leben führen, denn dafür genügt auch eine Niere.

Der Patient verbringt sehr viel Zeit mit der Dialyse und somit auch in der Arztpraxis, doch es ist die einzige Möglichkeit zu überleben, wenn beide Nieren ausgefallen sind und noch kein Spenderorgan zur Verfügung steht. Damit relativiert sich die Zeit, die man dort verbringen muss. Üblicherweise muss man drei Mal pro Woche zur Dialyse und es dauert jeweils mehrere Stunden, je nach Diagnose beziehungsweise Restfunktion der Nieren.

Es ist jedenfalls kein normales Wartezimmer, denn meistens hat man feste Zeiten für die Dialyse, feste Plätze und feste »Kollegen«, die ebenfalls immer zur selben Zeit da sind. Das schafft Verbindungen und manchmal entstehen daraus sogar Freundschaften. Man kennt sich, weil man viel Zeit gemeinsam verbringt und ein ähnliches Schicksal hat.

Außer lesen, schlafen, Filme gucken oder sich unterhalten kann man während der Dialyse nicht viel tun, da man an diversen Schläuchen hängt.

Natürlich bekommt man vieles mit, wenn man jeden zweiten Tag mehrere Stunden nebeneinander sitzt oder liegt. Gelegentlich gibt es Komplikationen oder andere Zwischenfälle. Sich dem Informationsgetöse zu entziehen, ist nicht immer möglich. Und manchmal kommt der »Dialyse-Nachbar« nicht mehr. Bestenfalls ist er in stationärer Behandlung, schlimmstenfalls verstorben.

Das hat auch Johannes, mein letzter Geschichtenerzähler, drei Mal erlebt. »Sie hatten vielleicht keinen Lebensmut mehr«, mutmaßt er. »Es ist jedenfalls irritierend, wenn der Platz neben einem plötzlich frei bleibt. Aber nie für lange, denn es kommen immer neue Patienten dazu.«

Johannes

Ein lachender grauhaariger Herr reißt schwungvoll die Haustür auf, kaum dass der letzte Ton der Klingel verhallt ist. Fast zieht er mich ins Haus. Johannes kannte ich nur dem Namen nach. Er ist wie ich als freier Journalist bei unserer regionalen Zeitung tätig. Durch eine gemeinsame Bekannte erfuhr ich von seiner Geschichte und nach einem kurzen, aber sehr freundlichen Telefonat verabredeten wir uns für ein Gespräch, das nicht im Wartezimmer stattfand, sondern in seinem lichtdurchfluteten Wintergarten. Im Wartezimmer hält sich Johannes allerdings nach wie vor sehr oft auf.

Er ist 71 Jahre jung, berentet und zu 100 Prozent schwerbehindert. Er hatte eine membranöse Glumerolonephritis, eine chronisch entzündliche Erkrankung der Nierenkörperchen, die häufig zu einem chronischen Nierenversagen führt, was eine Dialyse und/oder eine Transplantation nötig macht. Diese Diagnose erhielt er 1996 im Alter von 50 Jahren. Als Nebendiagnose hat er zusätzlich Bluthochdruck, Osteoporose und COPD, eine chronische Lungenerkrankung.

Er ist zum zweiten Mal seit über 30 Jahren glücklich verheiratet, hat vier Kinder und vier Enkelkinder, die sein ganzer Stolz sind. Seine drei Jahre jüngere Schwester lebt ca. zwei Autostunden von ihm entfernt und »war schon immer die stärkere von uns beiden. Sie wollte mich immer überreden, vom Dachboden der Scheune ins Heu zu springen. Ich hatte Höhenangst und mich nie getraut«, lacht »Tedda« – so nennt ihn seine Schwester liebevoll bis heute.

Das passt so gar nicht zu dem, was Johannes mir dann erzählt. Beruflich verlief seine Biografie wie in einem Hollywoodfilm: Er lernte in Norddeutschland in einem internationalen Unternehmen Flugzeugbauer und hatte den Traum, den wohl viele junge Männer haben: Er wollte irgendwann auch ein Flugzeug fliegen. Johannes tat alles dafür, bestand alle Eignungsprüfungen und wurde Ende der 60er-Jahre in den USA und in Deutschland zum Jet-Piloten ausgebildet.

»Mein absoluter Traum erfüllte sich, als ich meinen ersten So-loflug auf dem Starfighter über dem Grand Canyon absoliverte«, schwärmt er und seine Augen leuchten. Sofort hake ich nach und frage, wie man denn mit Höhenangst Jet-Pilot werden kann.

»Ich wusste als als Flugzeugbauer, wie diese Dinger gebaut sind und wie streng die Sicherheitsstandards sind. Der Sicherheitsfaktor ist beim Fliegen extrem hoch. Da habe ich Vertrauen in die Technik und absolut keine Angst.«

Während des gesamten Gespräches kommt er immer wieder auf die Fliegerei zurück, holt Fotos hervor und freut sich sichtlich, dass ich Interesse habe und sogar ein bisschen mitreden kann.

Heute fliegt Johannes nicht mehr, aber die Fliegerei ist nach wie vor seine große Leidenschaft. Er genießt seinen Ruhestand mit seiner Musik: Er sang im Chor und im Doppelquartett und spielt mehrere Instrumente. Damit war er sehr erfolgreich und hatte diverse Radio- und Fernsehauftritte. Auch seine Familie und Freunde sind ihm wichtig sowie die Zeitungsartikel, die er schreibt.

»Ich übertreibe nichts mehr. So viel Kraft habe ich dann auch nicht. Die Musik erfüllt mich und gelegentlich trete ich auch noch auf, aber nur, wenn ich Lust habe«, erklärt er mir sein jetziges Leben.

Seine Krankheit ist eine lange Geschichte und begann mit ei-nem Schwächeanfall, als er 50 Jahre alt war. Zu diesem Zeitpunkt arbeitete er nicht mehr als Jet-Pilot, sondern bei einem privaten Unternehmen. Den zweiten Schwächeanfall kurz danach konnte er nicht mehr ignorieren und so ließ er sich bei seinem Hausarzt untersuchen. Der überwies ihn umgehend zu einem Nephrologen, einem Nierenfacharzt.

»Damit begann meine Odyssee. Es folgten diverse Untersuchungen und eine Nierenbiopsie. Dann bekam ich die Diagnose und machte erst einmal einen langen Waldspaziergang. Die Erkrankung war nicht heilbar und ich musste über kurz oder lang an die Dialyse. Das war mir klar. Eine Zeit lang konnten wir die Niere mit Medikamenten stabilisieren, aber irgendwann reichte das nicht mehr.«

Nach einem kurzen Schweigen spricht Johannes weiter: »Ich stellte mir natürlich die Frage nach meiner Zukunft: Wie sollte es weitergehen? Und auch: Warum ich? Was habe ich falsch gemacht? Es gibt manchmal merkwürdige Verbindungen. Als Pilot habe ich viele Freunde verloren, die abgestürzt sind. Und das ist mir ganz schön ›an die Nieren gegangen‹.« Wieder Schweigen. »Aber ich habe die Krankheit angenommen, mich ihr gestellt. Ich war ja noch jung.«

Die Frage nach der Schuld, der Wille, die Krankheit zu verstehen, sie dann zu akzeptieren und die Wahl zu treffen, wie er mit der Krankheit leben will – das alles sind vertraute Dinge aus den übrigen Gesprächen. Ich kommentiere das nicht und fordere Johannes auf, weiterzusprechen.

»Ich hatte große Hoffnung, auch als die Dialyse bevorstand, weil ich einen guten Arzt gefunden hatte. Es war mein zweiter Facharzt. Mit dem davor war es schwierig. Obwohl er fachlich gut war, passte es menschlich einfach nicht. Zu dem neuen Nephrologen hatte ich Vertrauen. Die Nierenwerte (Kreatinin) wurden schlechter und die Medikamente reichten nicht mehr aus. Im April 2012 musste ich an die Dialyse. Ich bekam einen Shunt, also eine Verbindung zwischen einer Arterie und einer Vene, um dort besser die ziemlich dicke Nadel für die Schläuche zum Dialysegerät zu platzieren. Im Laufe der Zeit hatte ich insgesamt sieben Shuntoperationen wegen Verschlüssen ...«

Wieder schweigt Johannes einen Moment und ich merke, dass er für einen kurzen Augenblick in unangenehme Erinnerungen versinkt. Er spricht dann aber schnell weiter.

»Plötzlich hatte die Woche nur noch vier Tage für mich: Jeden zweiten Tag musste ich an die Dialyse. Das war extrem anstrengend und einschränkend. Ich hatte oft Kreislaufprobleme, musste mich mit der Ernährung umstellen und auf meine Flüssigkeitszufuhr achten. Es war einfach nur anstrengend. Relativ schnell wurde ich bei Eurotransplant in Leiden in Holland auf die Warteliste gesetzt. Meine Frau und meine Kinder haben mir ebenfalls angeboten, eine Niere zu spenden. Bei meinen Kindern wollte ich das nicht. Meine Frau hat Diabetes und fällt damit aus den Spenderkriterien. Meine Schwester bot es ebenfalls an, aber sie hatte vor einigen Jahren einen sehr schweren Autounfall mit einer Nierenquetschung. Darum war sie erst einmal auch keine Option. Es ging mir nicht gut mit der Dialyse, weil es nicht nur eine massive körperliche Belastung, sondern auch emotional und psychisch sehr anstrengend ist.«

Hier bitte ich Johannes um eine kurze Pause, weil ich versuche, mich in den Alltag eines Dialysepatienten hineinzuversetzen. Gibt es denn überhaupt einen Alltag?

»Ja, eigentlich schon«, erklärt Johannes. »Man arrangiert sich, aber die Zeit für normale Aktivitäten ist knapp und ich war auch oft zu müde und ausgelaugt, um etwas zu unternehmen. Aber wir sind sogar in den Urlaub geflogen. Es musste natürlich sichergestellt sein, dass ich in einem Dialysezentrum im Urlaubsort einen Platz bekomme. Doch das hat funktioniert.«

Ich bin erstaunt, denn diese Möglichkeit hatte ich gar nicht in Betracht gezogen. Ich finde das sehr mutig, sich aus dem »sicheren Hafen« seiner Ärzte und des Dialysezentrum wegzubegeben, aber Johannes ist risikoerprobt.

»Im Januar 2014 ließ sich meine ›kleine Schwester‹ für eine Knochenmarkspende registrieren und wurde deswegen durchgecheckt. Sie rief mich an und teilte mir mit, dass ihre Nierenwerte absolut in Ordnung seien und sie mir jetzt eine ihrer Nieren spenden würde. Die Abstoßungswahrscheinlichkeit ist bei Geschwistern deutlich geringer. Es waren aber trotzdem jede Menge Voruntersuchungen nötig, weshalb die Operation erst ein dreiviertel Jahr später stattfinden konnte. Zudem wurde eine Ethik-Kommission informiert, die den Vorgang prüft, denn eine Lebendspende muss freiwillig sein und ohne finanziellen Ausgleich vonstatten gehen.

Am 6.11.2014 war es dann soweit. Meine Schwester und ich wurden in der Uniklinik aufgenommen. Wir waren ein eingeschworenes Team. Sie hatte mich in unserer Kindheit schon immer beschützt. Wir waren beide ganz entspannt und voller Zuversicht und wurden in einem Zimmer untergebracht. ›Mausi‹, meine Schwester, wurde zuerst operiert und ich dann zwei Stunden später. Es kümmerten sich insgesamt zehn Ärzte um uns und alles verlief reibungslos.

Meine Operation dauerte knapp drei Stunden. Meine Schwester durfte schon fünf Tage später wieder nach Hause, ich erst nach elf. Eine Reihe Abschlussuntersuchungen zeigten, dass die Niere voll funktionsfähig war. Dann wurde ich noch mit Immunsupressiva eingestellt, Medikamenten, die das Immunsystem herunterfahren, um eine Abstoßung des Organs zu verhindern. Diese Medikamente müssen ein Leben lang, sehr pünktlich und konsequent eingenommen werden und haben relativ schwerwiegende Nebenwirkungen. Anschließend durfte ich gehen.

Ich musste dann engmaschig zu Verlaufskontrollen in die Transplantationsambulanz. Wegen einer möglichen Abstoßungsreaktion wurden noch zwei Biopsien gemacht, die aber eigentlich unnötig waren, denn alles war in Ordnung. Schon eine verrückte Geschichte«, beendet Johannes vorläufig seine Erzählung.

Von der Dialysesituation hat Johannes eher angestrengt und befangen erzählt, von der Operation spricht er voller Dankbarkeit und Zuversicht. Hier konnte er seine Erkrankung und deren Verlauf (mehr oder weniger) aktiv mitgestalten. Die Verbundenheit mit seiner Schwester und das Zutrauen, dass sie ihn wie in der Kindheit »beschützt«, spielt dabei vielleicht eine Rolle. Tragfähige Liebe ist eben eine mächtige Säule.

»Meine Situation hatte sich schnell in unserem Freundeskreis herumgesprochen. Sie waren immer da, wenn ich Hilfe brauchte. Das hat mir sehr bei der Krankheitsbewältigung geholfen. Die Unterstützung von meiner Frau, den Kindern und natürlich von meiner Schwester war unbeschreiblich. Ohne sie hätte ich es nie geschafft. Die Verbindung zu meiner Schwester ist noch enger geworden und auch wenn wir uns nicht so häufig sehen, telefonieren wir oft. Ich bin ihr sehr dankbar«, resümiert Johannes.

Dann erzählt er von seinen letzten Reisen, die er nach der Transplantation gemacht hat. Ich wundere mich, dass jemand, der fast die ganze Welt gesehen hat, sich nun ganz selbstverständlich und ohne Wehmut, wie Johannes selbst sagt, mit dem Zillertal, der Nord- und Ostsee und verschiedenen anderen deutschen Urlaubszielen zufrieden gibt. Er lacht sein sympathisches Lachen, als ich ihm das sage.

»Meine Frau und ich konzentrieren uns auf uns und unsere Familie. Alles andere hatte ich schon. Ich war in den USA, Kanada und vielen anderen Ländern. Jetzt reichen mir meine Familie und meine Freunde.«

Anscheinend hat er seinen ganz persönlichen Sinn gefunden und scheint mit seinem jetzigen Leben sehr zufrieden zu sein. Als ich ihn nach seinem Glauben frage, zögert er einen Moment.

»Ich bin aus der Kirche ausgetreten, als ich Pilot wurde. Zur Konfirmation musste ich unendlich viel auswendig lernen. Ich sah darin keinen Sinn. Und die Diskussionen mit dem Pastor brachten mich kein bisschen weiter. Bei der Fliegerausbildung in den USA hatten wir einen tollen Militärpfarrer. Er stand uns bei schwierigen Einsätzen zur Seite und auch, wenn ein Freund abgestürzt war. Ich habe da oben immer eine Kraft oder Macht oder Gott gespürt, wie immer man das auch nennen will. Und auch während der Erkrankung war Gott an meiner Seite. Ich hab ihm vertraut.«

Ich versuche mir vorzustellen, wie es ist, in einer schwierigen Situation in einem Jet zu sitzen: jede Menge Technik um mich herum, mit Überschallgeschwindigkeit fliegen, 10.000 Meter unter mir, nur wenige Milimeter Außenhülle um mich herum. Im Notfall bringt mich der Fallschirm in meinem Schleudersitz sicher auf die Erde zurück. Wenn man da kein Gottvertrauen hat, wann dann? Ich muss lachen, als ich an meine eigene Flugangst denke, sage aber lieber nichts. Es kommt mir albern vor.

Meine Nachfrage, welche Strategien er genutzt hat, beantwortet Johannes ohne Zögern.

»Außer dass ich sehr pünktlich und regelmäßig meine Medikamente nehmen muss, hat sich gar nicht so viel verändert. Während der Dialyse musste ich sehr auf meine Ernährung und auf meine Flüssigkeitszufuhr achten. Jetzt kann ich eigentlich alles essen und trinken, was ich will, außer Grapefruit, das mindert die Wirkung der Medikamente. Naja, Alkohol lasse ich weg. Das Vertrauensverhältnis zu meinen Ärzten ist wichtig für mich und meine Familie und Freunde.

Die Musik war schon immer ein fester Bestandteil meines Lebens. Das ist auch so geblieben. Allerdings sind jetzt große, anstrengende Auftritte nicht mehr nötig. Das hatte ich auch alles schon. Jetzt lasse ich es ruhiger angehen«, sagt Johannes.

»Mein Sicherheitsgefühl lässt mich jetzt auch mal Nein sagen. Das kannte ich vorher nicht. Ohne Limits – das war früher so. Heute lasse ich mich von Vertrauen und Hoffnung leiten. Und bisher wurde ich nicht enttäuscht.«

Und wieder vertraute Vokabeln, die aber für Johannes viel mehr sind – ein Lebensgefühl!

Seine Lebensqualität ist hoch, sagt Johannes, ohne dass ich danach frage. »Die regelmäßigen, aber notwendigen Kontrollen sind mental strapaziös. Aber das nehme ich für ein weitgehend normales Leben in Kauf. Ich trauere meinem früheren Leben nicht nach. Ich habe mein jetziges Leben angenommen, wie es ist. Ich bin im Einklang damit. Mein Freundeskreis weiß, dass ich mich wegen der Immunsupressiva von größeren Menschenansammlungen fernhalten und dass ich darauf achten muss, keine Infektion zu bekommen. Das Leben ist endlich. Das ist mir schon als Pilot bewusst gewesen und darum habe ich auch jetzt Gottvertrauen.«

Auf meine letzte Frage nach seinen Lebensperspektiven lacht der ehemalige Jet-Pilot und sagt augenzwinkernd: »Ich vertraue meiner eigenen Urteilskraft, das hat bisher ja auch ganz gut geklappt. Und ich genieße jeden Tag. Ich freue mich auf die Gesichter meiner drei kleinen Enkelinnen. Ich habe pinkfarbene Fahrräder für sie zu Weihnachten gekauft.«

Und darüber muss ich auch schmunzeln.

Von Schmuck und der Farbe Grün

Ich hatte zu Beginn der Interviews gehofft und vielleicht auch ge-ahnt, dass es Parallelen geben würde, wohlwissend, dass kein Men-schenleben mit dem anderen vergleichbar ist. Aber vielleicht würde ich Gemeinsamkeiten oder so etwas wie ein Muster oder einen ge-meinsamen Nenner finden können. Ich hatte mir selbst viele Gedan-ken gemacht um die Fragen, die ich meinen Geschichtenerzählern stellte, und sie für mich versucht zu beantworten. Dass es jedoch so ähnliche, tragfähige Säulen für ein »gutes« Leben mit einer chro-nischen Krankheit gibt, selbst, wenn sie von meinen Gesprächs-partnern manchmal unterschiedlich benannt wurden, überraschte mich doch etwas. Und es freute mich auch sehr, denn damit kön-nen vielleicht auch andere Menschen »arbeiten«, die noch auf der Suche nach eigenen Antworten sind.

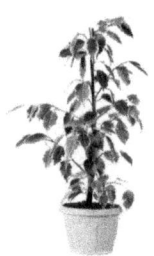

Das silberne Kettchen

Als ich noch nicht in der Schule war, bekam ich von meinen Eltern – ich glaube, zum Geburtstag – ein kleines silbernes Kettchen
geschenkt mit einem Anhänger, der aus drei Teilen bestand: ein
winzig kleines Herz, ein ebenso kleines Kreuz und ein in der Grö-
ße dazu passender Anker. Das Kettchen war über viele Jahre mein
größter Schatz.

Auch heute gibt es noch immer diese Form von Schmuck. Er ist
»nur« ein Symbol – eine Erinnerung an die drei göttlichen Tugenden,
die im 1. Korintherbrief, Kapitel 13, Vers 13 auch das »Hohelied
der Liebe« genannt werden: »Nun aber bleiben Glaube, Hoffnung,
Liebe, diese drei; aber die Liebe ist die Größte unter ihnen.«

Ich habe mir selbst die eingangs erwähnte Frage, was Menschen
mit chronischen Krankheiten teilweise über Jahre und Jahrzehnte
hinweg trägt, gestellt. Und auch, wenn es etwas gedauert hat, so habe
ich für mich eine Antwort gefunden. Dass ich die Möglichkeit hatte,
mit meinen acht Geschichtenerzählern zu sprechen und sie mit genau
dieser Frage zu konfrontieren, erfüllt mich mit großer Dankbarkeit.
Ich habe aber diese Frage nicht gestellt, um etwas zu beweisen, sondern um Mut zu machen, seinen Gefühlen zu vertrauen.

In kritischen, unruhigen und bedrohlichen Situationen suchen
Menschen nach Halt. Da gibt es viele Möglichkeiten. Meine Ge-
schichtenerzähler sind repräsentativ, weil ich sowohl Frauen als auch
Männer befragt habe. Dass es geschlechterspezifische Unterschiede
zur Krisenbewältigung gibt, hat die Wissenschaft bewiesen. Bei den
Geschichtenerzählern ist ein relativ großer Altersquerschnitt gelungen:

der Jüngste ist 35 Jahre, die Älteste 71 Jahre alt. Die verschiedenen Krankheiten sind ebenfalls repräsentativ, da sie zu den sogenannten Volkskrankheiten gehören. Ich bin sicher, alle Leser haben entweder selbst eine der Erkrankungen oder in ihrem nahen Umfeld jemanden mit einer oder sogar mehreren dieser Erkrankungen.

Mein Anliegen war es nicht, eine repräsentative, valide Studie vorzulegen. Alle meine Geschichtenerzähler haben jedoch trotzdem eines bewiesen: dass jede Lebensgeschichte einzigartig ist. Und auch das Durchkommen durch schwere Zeiten ist einzigartig. Für jeden von ihnen und auch für alle anderen Menschen eine großartige Leistung.

Aufgefallen ist mir bei allen, dass es dabei weniger um das »Wie«, sondern vielmehr um das »Dass« geht, was meint, in einer schwierigen Situation eine Wahl zu haben. Genau das ist ein wichtiger Aspekt im Modell der sogenannten Salutogenese, das auf Aron Antonovsky zurückgeht. Antonovsky wurde 1923 in den USA geboren, studierte nach dem Militärdienst im Zweiten Weltkrieg Soziologie und emigrierte 1960 mit seiner Frau nach Israel, wo er in Jerusalem am Institut für angewandte Sozialforschung eine Stelle antrat. Er untersuchte Frauen der Geburtsjahrgänge 1914–1926, die in Zentraleuropa geboren und in einem Konzentrationslager inhaftiert gewesen waren. Wie erwartet waren diese Frauen stärker gesundheitlich belastet als eine Vergleichsgruppe. Aber immerhin 29 Prozent dieser Frauen waren in relativ guter psychischer Verfassung, trotz der massiven traumatischen Ereignisse. Antonovski fragte sich, wie es diese Frauen geschafft hatten, trotz der extremen Belastung gesund zu bleiben. Und genau diese Frage war ein bahnbrechender Perspektivenwechsel.

Antonovski filterte aus dem, was die Frauen erzählten, drei »Säulen« heraus, die als tragend gelten, um große Belastungen zu überstehen und gesund zu bleiben. Zunächst das Gefühl der Handhabbarkeit, was meint, dass sich Aufgaben und Lebenssituationen beeinflussen lassen. Dann die Sinnhaftigkeit. Sie kommt dem Begriff »Hoffnung« am nächsten, da sie motivierend wirkt und als ein Grundgefühl gelten kann, um aktiv zu werden. Sinnhaftigkeit bedeutet, das Gefühl zu haben, dass die Aufgaben, die einem im Leben gestellt sind, eine Bedeutung haben. Als dritte Säule die Verstehbarkeit, was meint, dass Ereignisse und Aufgaben im Leben eine Struktur haben. Die Summe dieser drei Aspekte nennt man Kohärenzgefühl, also der tiefe Glauben an ein Leben, das überwiegend als verständlich, beeinflussbar und bedeutsam erlebt wird. Übertragen könnte man auch von den wichtigsten menschlichen Attributen sprechen – das, was uns zu Menschen macht, was wir geschenkt bekommen: Wir können denken, handeln und fühlen!

Ein weiteres Schlagwort aus der modernen Literatur will ich nicht unerwähnt lassen: Resilienz – seelische Widerstandskraft. Der Begriff stammt ursprünglich aus der Physik und beschreibt die Fähigkeit eines Körpers, nach Druckausübung wieder seine ursprüngliche Form anzunehmen. Das bedeutet übertragen auf Schwierigkeiten des Lebens, nicht die Fassung oder die Form zu verlieren, sondern mit diesen Widrigkeiten umzugehen. So wird es möglich, Krisen durch persönliche und sozial vermittelte Faktoren zu bewältigen.

Hier schließt sich vorläufig der Kreis. Frankl, Antonovskys und Resilienz – im Kern haben sie für mich (und meine Geschichtenerzähler) ähnliche Ansatzpunkte. Aber der Begriff, der über allem steht, heißt Hoffnung.

Die Gemeinsamkeiten, die ich herausgehört habe, sind auf den ersten Blick universell, aber jeder hat mit seiner ganz eigenen Lebensgeschichte und Persönlichkeit etwas ganz Besonderes daraus gemacht. Ich glaube, es lohnt sich, diese drei Gemeinsamkeiten einmal genauer zu betrachten.

Ich möchte versuchen, eine Art »Gleichung« aufzustellen, die ziemlich sicher zu kurz greift, aber vielleicht regt sie zu einem Gespräch oder einer Diskussion an. Denn das war eigentlich durchgehend die Antwort auf die Frage, was trägt: Glaube, Liebe, Hoffnung. Das berühmteste Buch zu diesen drei Tugenden ist die Bibel. Es gibt eine Unmenge von theologischen, philosophischen, wissenschaftlichen und belletristischen Büchern zu diesen drei großen Themen. Ich möchte behaupten: Es sind die Themen, die wirklich jeden Menschen in seinem Leben beschäftigen.

Eine Gleichung funktioniert nicht ohne ihre einzelnen Bestandteile. Jeder ist gleich wichtig. Manchmal steht eher der eine, mal ein anderer im Vordergrund. Die »Rechnung« geht jedenfalls nur auf, wenn alle Teile beachtet werden.

Im Verlauf einer chronischen Erkrankung verändert sich der Fokus. In der Diagnosephase steht möglicherweise die Hoffnung im Vordergrund, dass es eben doch nicht chronisch ist. In der Therapie ist es vielleicht der Glaube, der Medikamente, Operationen und unterstützende Maßnahmen wirken lässt.

Im Leben mit der chronischen Krankheit ist es dann die Liebe, die uns hauptsächlich trägt. Diese mächtigen »Tragkräfte« haben meinen Geschichtenerzählern und auch mir selbst Kraft gegeben, weiterzumachen.

Glaube + Liebe = Hoffnung
Hoffnung + Glaube = die größte Kraft des Lebens, also Liebe
Liebe + Hoffnung = Glaube

Egal, welche Gleichung man für sich im Leben nutzt – das eine bedingt das andere, doch keines von diesen dreien kann alleine existieren. Diese drei Gefühle gehören nach meinem Verständnis und meiner Erfahrung zusammen. Die Bibel sagt, dass die Liebe die größte unter ihnen sei. Die Liebe kann nicht existieren ohne den Glauben und die Hoffnung auf die Erfüllung der Liebe. Genauso wenig kann der Glaube ohne die Liebe leben, denn ohne Liebe kann ich nicht vertrauen – und das ist Glaube. Die Hoffnung braucht den Glauben und die Liebe, um weiterleben zu können, so wie es meine Geschichtenerzähler getan haben. Der Glaube, dass immer jemand für uns da ist, der uns unterstützt, spiegelt sich später in der Liebe wieder. Und die Hoffnung darauf spiegelt den Glauben zum anderen.

Das ist nur der Versuch einer wahrscheinlich völlig unzureichenden Erklärung für diese drei überlebensnotwendigen Tragkräfte. Vielleicht regt es aber dazu an, dass sich der eine oder andere auf die Suche nach seiner ganz persönlichen Gleichung seiner Tragkräfte begibt. Ich selbst bin mir sicher, dass wir ohne Glaube, Liebe, Hoffnung nicht einen Tag existieren könnten.

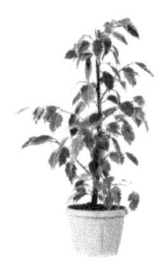

Das Kreuz mit dem Glauben

Heute treten viele Menschen aus den christlichen Glaubensgemeinschaften aus. Die Priester- und Ordensgemeinschaften haben kaum Nachwuchs. Taufen, Konfirmationen, Eheschließungen und Beerdigungen sind nicht mehr unbedingt an den kirchlichen Raum gebunden. Nun sind Glaube und (die Institution) Kirche nicht zwingend das Gleiche. Und auch, wenn sich viele von den traditionellen Formen des Glaubens abwenden, sind sie dennoch auf der Suche nach Spiritualität, nach Halt, Werten, Normen und Gemeinschaft und finden diese oft genug in östlichen religiösen Traditionen oder einer Mischung aus östlichen und westlichen spirituellen Impulsen. Doch was genau ist eigentlich Glaube? Eine Gleichung, wie oben beschrieben?

Glauben heißt, Vertrauen in das zu setzen, was wir nicht sehen können. Glauben heißt dann entsprechend: nicht wissen. Zu vertrauen ist gar nicht so einfach, denn oft genug wurde unser Vertrauen schon missbraucht. Jeder hat schon einmal diese enttäuschende und verletzende Erfahrung gemacht. Das schmerzt. Vertrauen beziehungsweise glauben heißt, sich einzulassen auf etwas, von dem wir nicht wissen. Wir können es nicht messen oder beweisen. Es ist ein Gefühl, das durch die Hoffnung ergänzt wird.

Ich kann hier nur für mich sprechen und die meisten meiner Geschichtenerzähler haben das so oder ähnlich bestätigt: Besonders in schweren Zeiten ist der Glaube etwas Wunderbares. Das sagte mir mein totkranker Freund Andreas ein paar Tage, bevor er am ersten

Weihnachtstag starb. Er fand Gott in der Natur. Manche spüren ihn besonders in Kirchen, in Gottesdiensten und Andachten. Obwohl ich Protestantin bin, gefallen mir die katholischen Rituale sehr gut und ich vollziehe auch einige. Das Bekreuzigen empfinde ich als eine Art Umarmung und ich tue das auch in einem evangelischen Gottesdienst. Weihwasser habe ich ebenfalls zu Hause und streiche es oft auf meine schmerzenden Narben. Und ich zünde immer eine Kerze an, wenn jemand aus meinem Umfeld in Angst und Sorge ist oder wenn ich Danke sagen will. Rituale können hilfreich sein, weil sie Stabilität in unsicheren Zeiten bieten.

Mir ist Gott oft im Krankenhaus, auf Spaziergängen und Wanderungen und in den Bergen begegnet. Manche Orte machen einen möglicherweise empfänglicher für die Nähe Gottes. Kirchen empfinde ich ebenfalls als heilsame Orte. Vielleicht, weil es heiliger Boden und durchbetete Räume sind.

Eine wichtige Frage, die sich vielen Menschen stellt, ist: Hat der Glaube einen gesundheitlichen Effekt? Eindeutige Antwort: Ja und nein.

Es gibt tatsächlich diverse Studien, die sich dieser Frage widmen. Man weiß, dass Menschen, die religiös sind, gesünder leben, also weniger rauchen, weniger Alkohol trinken, mehr Bewegung an der frischen Luft haben, sich gesünder ernähren. Aber auch andere spirituelle Faktoren haben einen positiven Einfluss auf den Menschen, zum Beispiel das Pflegen sozialer Kontakte (damit kann das Immunsystem aktiviert beziehungsweise stabilisiert werden) oder das Finden von Sinnhaftigkeit, auch in Krankheit und Tod. Musik, Gemeinschaft und Gebet kann Kraft und Zuversicht geben und stärkt somit das Immunsystem.

Also ja, statistisch gesehen leben gläubige Menschen länger, weil gesünder. Und nein: Nur, weil man gläubig ist, heißt das nicht, dass man nicht krank oder auf jeden Fall wieder gesund wird. Gläubige Menschen sterben genauso häufig an ihren Krankheiten wie nicht gläubige Menschen – höchstens mit einer anderen Haltung.

Eine weitere wichtige Frage: Heilt das Gebet? Und wieder ein eindeutiges Ja und Nein. Während meiner Erkrankung beteten meine Familie und Freunde oft für mich. Es wurden Kerzen entzündet und mein Freund Martin, ein katholischer Priester, las sogar eine Messe für mich. Hat es mir geholfen? Diesmal ein eindeutiges: Ja! Ich wusste mich getragen und behütet und von göttlicher und menschlicher Liebe umgeben. Ich bin fest überzeugt – ich glaube, dass das zu meiner Heilung beigetragen hat.

Hat Gott eher auf die vielen Gebete gehört als auf ein paar Einzelne? Das glaube ich persönlich wiederum nicht. Die Gebete haben aber geholfen, weil ich darum wusste und es unendlich guttat zu wissen, dass ich eine Bedeutung für meine Familie und Freunde habe und dass Gott alle Gebete hört. Ob er die Bitten erfüllt, ist dann eine andere Geschichte.

Meine Geschichtenerzähler und ich haben jedenfalls die Erfahrung gemacht, dass der Glaube trägt. Besonders dann, wenn man das Gefühl hat, ins Bodenlose zu fallen. Wir werden aufgefangen und sind niemals alleine, egal, was passiert.

In meinem beruflichen Leben stand ich oft am Bett von Sterbenden. Das ist eine ähnlich persönliche, individuelle und höchst spirituelle Angelegenheit wie eine Geburt. Beides ist für mich wie eine Tür: einmal in ein irdisches Leben und einmal in ein himmlisches Leben. Von beiden wissen wir zu Beginn nichts, und das macht uns Angst wie alles Unbekannte.

Gläubige Menschen sterben genau wie andere Menschen auch. Möglicherweise im Schlaf, bei einem Unfall, nach einer schweren Krankheit oder im Krieg. Nicht besser, nicht schlechter – aber mit Hoffnung.

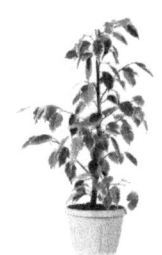

Das Herz und die Liebe

»... aber die Liebe ist die Größte unter ihnen«, sagt der Korintherbrief. Ich bin nicht so vermessen zu glauben, hier etwas Neues über die Liebe zu schreiben. Wir alle kennen sie – hoffentlich! Hören von ihr, lesen von ihr, sehen sie in Filmen und Theaterstücken. Große Literaten, Philosophen und andere kluge Menschen haben sich auf unterschiedliche Arten intensiv mit ihr auseinandergesetzt. Wenn wir das Wort »Liebe« streichen würden, verschwänden 90 Prozent aller Lieder, Gedichte, Bücher und Filme.

Meine Geschichtenerzähler kennen die Liebe. Ob es nun um die Liebe zwischen Partnern oder um Elternliebe, Liebe in der Familie oder unter Freunden geht: Es sind unterschiedliche Arten von Liebe, die ich in diesem Zusammenhang aber zusammenfassen möchte. Denn die Liebe war in den Lebensgeschichten meiner Gesprächspartner ein wesentlicher Faktor. Mehr als einmal hörte ich Aussagen wie: »Ohne die Liebe meiner Kinder, meines Mannes, meiner Frau, meiner Familie, meiner Freunde hätte ich es nicht geschafft. Ich habe Kraft in der Liebe meiner Mitmenschen gefunden und ich wollte für sie weitermachen.«

Liebe zu empfangen und weiterzugeben war allen wichtig. Lieben ist möglich, auch dann noch, wenn man im Rollstuhl sitzt, keine Luft bekommt, Schmerzen hat oder die Haut wie verrückt juckt. Meine Gesprächspartner erzählten mir oft ganz nebenbei auch ihre ganz persönliche Liebesgeschichte (daraus könnte ich ein weiteres Buch machen). Sie waren so unterschiedlich wie die Menschen selbst. Liebe spielt sich nicht nur zwischen Partnern ab, die Liebe zu den Kindern oder Enkelkindern ist oft genauso elementar. Das wurde in den Geschichten der Menschen aus der älteren Generation deutlich.

Bei dem oben erwähnten Freund Andreas, der Weihnachten starb, war es vielleicht auch die Liebe zu seiner ungeborenen Enkeltochter, die ihn so lange durchhalten ließ, bis er sie dann endlich, wenn auch schon sehr schwach, in den Armen halten konnte.

Dann gibt es noch die Freundschaft, die ich hier auch als Liebe interpretieren möchte. Viele meiner Gesprächspartner haben kleine und große »Liebesdienste« von Freunden erfahren: Gebete, ein gutes Buch zur Ablenkung, eine Suppe zur Stärkung, ein Gespräch am Telefon, eine Umarmung beim Weinen oder ein albernes Mitbringsel aus dem Urlaub. Alle Geschichtenerzähler erfuhren massive Unterstützung durch ihren Freundeskreis. Und wenn wir genauer hinsehen, sind unsere Tage voll von vielen kleinen Liebesbeweisen.

Der Mensch ist von Natur aus ein soziales Wesen. Alleine verkümmern wir. Echte Freunde sind daher unglaublich wertvoll.

Die Liebe kommt von Herzen, so heißt es. Weil wir mit dem Herzen fühlen. So schrieb es einer meiner Lieblingsautoren, Antoine de Saint-Exupéry: »Man sieht nur mit dem Herzen gut, das Wesentliche ist für die Augen unsichtbar.«

Das Herz schlägt schneller, wenn wir uns verlieben, stolpert vor Glück und schmerzt, wenn die Liebe verloren geht. Deshalb malen wir Herzen in die Luft, wenn wir unseren Liebsten sehen.

Liebe ist wohl das größte Geschenk, das wir bekommen haben und weitergeben können. Liebe ist das stärkste Gefühl, zu dem wir Menschen fähig sind. Was göttliche Liebe ist, erfahren wir jeden Tag aufs Neue. Manchmal ist es nicht leicht, sie zu entdecken, weil wir den Blick auf die Dinge richten, die schmerzhaft und nicht gut sind. Wir hadern mit dem Schicksal, weil wir vielleicht nicht mehr lange zu leben haben, weil wir Schmerzen erleiden müssen oder weil das Leben so ganz anders verläuft, als wir es uns vorgestellt haben. All das lässt sich etwas leichter ertragen, wenn wir das Gefühl haben, geliebt zu werden – von unseren Partnern, Freunden, Mitmenschen und von Gott.

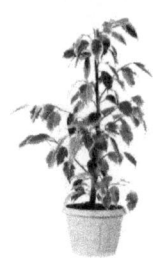

Der Anker der Hoffnung

An meinem schon erwähnten Kettchen hing auch ein Anker und er war mir als Kind der liebste der drei Anhänger. Ich weiß nicht warum, konnte ich damals doch noch gar nicht wissen, wie nötig ich den Anker der Hoffnung brauchen würde in meinem Leben. Und auch all meine Geschichtenerzähler haben immer wieder von Hoffnung, aber auch von Hoffnungsverlust gesprochen.

Ein Anker ist in der Seefahrt unerlässlich. Er fixiert, hält auf dem Grund fest und verhindert damit, dass das Schiff abtreibt. Er baut aber auch Spannung auf, weil er am Grund festmacht. Daraus entsteht die symbolische Kraft dieses Bildes: Es verweist auf die Gegensätze von Wasser und Erde, aber auch auf die Verbindung von Himmel und Meeresgrund oder Erde, Endlichkeit und Unendlichkeit, Körper und Geist, Zeit des Aufbruchs und des Anlandens, Leben und Tod. Nicht ohne Grund ist er neben dem Fisch eines der ersten frühchristlichen Symbole. Der Anker steht für das Prinzip der Hoffnung.

Eine Geschichte aus der griechischen Sagenwelt erzählt von der neugierigen Göttin Pandora. Sie öffnete Zeus' Hochzeitsgeschenk – eine Büchse –, obwohl es ihr verboten war, und entließ damit alle Arten von Krankheiten, Leiden und Übeln, die in der Büchse eingeschlossen waren. Im letzten Moment gelang es ihr, mithilfe einiger anderer Götter die Büchse wieder zu verschließen, sodass die Hoffnung darin zurückblieb. Eine Interpretation der Geschichte besagt, dass Zeus, der oberste Gott im griechischen Pantheon, wollte, dass der Mensch, auch wenn er noch so sehr von Übeln gequält wird, sein Leben nicht wegwirft, sondern immer darin fortfährt, sich von Neuem quälen zu lassen. Dazu gab er den Menschen die Hoffnung. In Wahrheit sei sie jedoch das übelste aller Übel, weil sie die Qualen der Menschen verlängere. Eine andere Version besagt, dass die Hoffnung erst später aus der Büchse freigelassen wurde, um das Leiden der Menschen erträglicher zu machen.

Wie dem auch sein, für meine Geschichtenerzähler ist die Hoffnung ein mächtiger und wichtiger Antrieb, an ihrem Schicksal nicht zu verzweifeln, sondern es mutig auf sich zu nehmen.

Hier schließt sich auch der Kreis in Bezug auf den Beginn des Buches: In dem Lied von Reinhard Mey, das ich zu Beginn erwähnt habe, heißt es, dass auch auf ausgedörrtem Boden Hoffnung wachsen kann. Es gibt schon zu Anfang ein Kapitel über Hoffnung. Ich habe das Thema hier noch einmal aufgegriffen, weil sich meiner Ansicht nach in den Lebens- und Krankheitsgeschichten meiner Gesprächspartner zeigt, wie wichtig gerade dieser Aspekt für sie ist – für sie alle. Manchmal erscheint das Leben mit chronischen Krankheiten »ausgedörrt«, und trotzdem wächst Hoffnung darin. Es gibt viele Sprichwörter zum Thema Hoffnung. Das wohl bekannteste ist: »Die Hoffnung stirbt zuletzt.« Ein anderes: »Wenn die Angst anklopft, schick die Hoffnung vor die Tür.«

Michelangelo wird nachgesagt, er habe erklärt, dass ein Bildhauer lediglich die äußerste Steinschicht entfernen müsse, um die ideale Form – das Kunstwerk – freizulegen. Er hatte also immer die Hoffnung, unter dem schweren Marmor etwas Wunderbares zu finden. Meinen Geschichtenerzählern ist es ebenfalls gelungen, unter schwierigsten Bedingungen mit viel Kraft, Hoffnung und Ausdauer, gestärkt durch Glaube und Liebe, die äußere, steinharte Schicht abzutragen und den wertvollen Kern, den Sinn, freizulegen.

Das Gefühl von Sinn beziehungsweise Sinnhaftigkeit scheint besonders religiösen oder spirituellen Menschen Quelle einer hoffnungsvollen Haltung zu sein. Wir sind wohl alle auf der Suche nach Sinn(haftigkeit) für unser Leben. Und es erleichtert, wenn wir einen Sinn finden können in den Dingen, die geschehen. In einem Forschungsprojekt wurden alte Menschen, die lebenserfahren waren und als weise galten, dazu befragt. Eine alte Dame berichtete aus ihrem bewegten Leben: »Geld kannst du verlieren, die Familie bleibt. Mein Leben hier ist wertvoller als alles Geld der Welt. Ich kann auf meiner Terrasse sitzen und das Leben beobachten. Ich bin eine glückliche Frau. Es gab gute Zeiten und es gab schlechte Zeiten. Aber hätte es die schlechten Zeiten nicht gegeben, hätte ich die guten gar nicht wahrgenommen. Wenn du alles hast und für nichts kämpfen musst, dann wirst du niemals merken, dass du glücklich bist.«[8] Diese alte Dame sah den Sinn von Schwierigkeiten darin, zu erkennen, was Glück bedeutet. Sie gab die Hoffnung nicht auf und ging weiter ihren Weg, auch wenn es nicht immer einfach war. Am Ende ihres Lebens ist sie ein glücklicher Mensch und dankbar für die Erfahrungen, die sie machen konnte. Bewundernswert!

Genau das trifft auch auf alle meine Gesprächspartner zu. Die Hoffnung eint sie, denn sie haben einen Sinn in ihrem Leben gefunden und behalten die Hoffnung, auch wenn es schwierig ist, mit einer chronischen Krankheit zu leben.

Mir persönlich sind die »Er-lebnisse« aller Protagonisten Erklärung genug, was Hoffnung sein kann. Sie haben ihren Weg gefunden – mithilfe ihrer Familien und Freunde (Liebe) und durch ihren Glauben, der sich auf ganz individuelle Art zeigte, zum Beispiel in der Freude an der Natur oder durch das Gebet oder auch darin, anderen zu helfen.

Das ist ein ziemlich guter Weg, Hoffnung zu schöpfen, indem man anderen hilft, in schweren Situationen nicht unterzugehen. Häufig lernt man dabei auch, mit eigenen Problemen umzugehen. Das meint nicht, sich selbst zu therapieren, wenn andere in Not sind, sondern die eigenen Erfahrungen lassen uns durchlässiger werden für die Gefühlslage von Menschen in Not und Hoffnungslosigkeit. Nicht umsonst werden Ehrenamtliche von der Hospizarbeit ausgenommen, solange sie selbst noch im Trauerprozess sind. Ich engagiere mich seit einigen Jahren in der Notfallseelsorge. Solange man selbst in einer Krise steckt, kann man nicht für andere da sein. Aber wenn man diese überwunden hat, versteht man die Fragen und Nöte anderer sehr genau und kann für sie da sein und es mit ihnen aushalten.

Für meine Gesprächspartner ist die Hoffnung (und manchmal deren Abwesenheit) ein durchgängiges und vielleicht auch das wichtigste Thema. Wenn in allen Wartezimmern dieser Welt schon damit begonnen würde, Hoffnung zu verbreiten, gäbe es ganz sicher weniger Gemecker über lange Wartezeiten, verpatzte Operationen, unfreundliches medizinisches Personal und dergleichen mehr. Ein Großteil der Therapien würden ganz sicher um ein Vielfaches wirksamer sein, weil die Wartenden die Hoffnung hätten, dass es bei ihnen funktioniert. Warum stellt man also vertrocknete Topfpflanzen in die Wartezimmer statt einer großen Schale voller Hoffnungsbotschaften, vielleicht auf kleinen Zetteln, wie Jahrmarktlose zusammengerollt. Jeder der Wartenden kann dann beim Betreten des Wartezimmers so ein »Hoffnungs-Los« (nicht hoffnungslos!) ziehen. Wenn es nur bei einem einzigen Wartenden dazu beiträgt, dass er wieder Hoffnung schöpft, hätte sich der Aufwand schon gelohnt ...

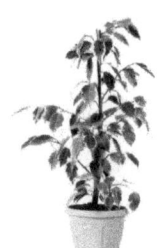

Hoffnungs-Interview
mit Pater Anselm Grün

Ich befürchte, ich habe viele Menschen in meinem näheren und weiteren Umfeld etwas genervt, weil ich jeden, der mir über den Weg lief, zu passenden und unpassenden Zeiten gefragt habe, was für sie oder ihn Hoffnung bedeute oder was sie oder er damit assoziiere. Sogar auf Familienfesten und dem 50. Geburtstag eines Freundes verwickelte ich die Gäste in eine Diskussion. Daraus ergaben sich manchmal lange Gespräche in kleiner Runde, beim Wein mit Freunden, manchmal quer über den Tisch oder in der Familie. Vieles davon findet sich in der einen oder anderen Variante hier im Buch wieder, denn es gab schon einiges über Hoffnung zu lesen.

Als ich dachte, alles über Hoffnung gelesen und gehört zu haben, hatte ich dann aber noch die Gelegenheit, einen Profi in Sachen Hoffnung zu diesem Thema interviewen zu dürfen: Pater Anselm Grün.

Ich freute mich sehr und bereitete mich entsprechend gut vor, las noch viel mehr über Hoffnung und überlegte mir einige Fragen, wohl wissend, dass ich sie wahrscheinlich gar nicht brauchen würde. Ich hatte Pater Anselm schon mehrfach in verschiedenen Seminaren und bei Vorträgen gehört und wusste, dass er sicher zu diesem Thema viel zu erzählen hätte. Diese Hoffnung für das Interview, was eigentlich gar keins war, sondern eher ein Gespräch, wurde nicht enttäuscht, denn Pater Anselm erzählte aus seinem reichen Erfahrungsschatz und von den vielen Begegnungen, die er mit hoffnungslosen und hoffnungsvollen Menschen hatte.

Pater Anselm empfing mich in seinem Büro voller Bücher und Papiere, aber es gibt auch einen kleinen Besprechungstisch. Ich hatte in einem früheren Seminar einmal die Gelegenheit zu fragen, wie und wann er eigentlich schreibe, immerhin veröffentlichte er bisher über 300 Bücher, die in viele Sprachen übersetzt sind. Er habe feste Zeiten, in denen er schreibe, verriet er mir damals. Zum Beispiel morgens zwischen 8 und 12 Uhr. Er setzt sich an den Computer und schreibt »einfach«. Das hat mich damals schon tief beeindruckt. Bei diesem Interview wurde mir klar, dass das eine sehr hoffnungsvolle Art zu arbeiten ist, geht Pater Anselm doch davon aus, dass ihm die richtigen Themen und Worte schon einfallen werden.

Zunächst erklärte er mir den Unterschied zwischen Hoffnung und Erwartung.

»Erwartungen sind konkret und sie können enttäuscht werden. Hoffnung dagegen ist nicht auf etwas Bestimmtes gerichtet, sondern etwas Personales – und das hat mit Entfaltung und Entwicklung zu tun. So sagt man beispielsweise auch (personalisiert): ›Ich hoffe auf dich‹, oder ›ich hoffe für dich‹. Menschen haben die Hoffnung, dass es sich lohnt zu leben, dass es besser wird mit der Krankheit, oder die Hoffnung auf eine Wunder und Heilung.«

Pater Anselm hält Vorträge vor Top-Managern, aber auch vor Medizinern. Er erzählte mir von den Gesprächen mit den Ärzten, die oft mit dem Wunsch der Angehörigen und auch der Patienten, die Wahrheit nicht zu erfahren, überfordert sind. Sie haben Angst, sie selbst oder der Patient könnten die Hoffnung verlieren. Pater Anselm hält Wahrheit am Krankenbett für wichtig, denn nur so hat der Erkrankte die Möglichkeit, Dinge, die unerledigt sind, zu klären oder sich gegebenenfalls davon zu verabschieden.

»Ein Arzt sollte immer die Wahrheit sagen, ohne die Hoffnung zu neh-
men. Hoffnung heißt dabei nicht, dem Patienten zu versprechen: ›Nächs-
te Woche bist du gesund‹, sondern ihm zu sagen: ›Du bist uns wertvoll
und wir kümmern uns um dich. Die Zeit, die bleibt, ist wertvoll und die
kannst du bewusst leben‹.«

Das entspricht dem palliativen und hospizlichen Grundgedanken.
In der Kommunikation mit Schwerkranken und Sterbenden, aber
auch mit chronisch Kranken gibt es sowohl für Ärzte als auch für
Pflegekräfte noch viel zu lernen, obwohl ein Umdenken sich hier
bereits abzeichnet. Respekt- und hoffnungsvolle Sprache, Blickkontakt und Wahrhaftigkeit sollten Grundregeln im Gespräch sein.

»Die Hoffnung stirbt zuletzt. Ohne Hoffnung zu sein, bedeutet Tod,
denn solange ich atme, hoffe ich. Hoffnung gehört zum Menschsein. So
hat auch jeder Beruf sein Hoffnungspotenzial. Ein Polizist hat die Hoff-
nung auf Gerechtigkeit, ein Architekt verwirklicht gebaute Hoffnung,
die Hoffnung auf Heimat.«

Diesen Aspekt finde ich wunderbar und er treibt mir Tränen in die
Augen, weil ich mich daran erinnere, warum ich meinen ursprüng-
lichen Beruf als Krankenschwester gewählt hatte. Ich war noch
keine sechs Jahre alt, als mein Großvater, der bei uns mit im Haus
wohnte, an einem Herzinfarkt als Folge einer damals nur schwer
behandelbaren Diabetes im Alter von 56 Jahren starb. Er war vorher monatelang schwer krank und sein linker Unterschenkel wurde
amputiert. Dann amputierte man ihn bis zum Oberschenkel. Ich
besuchte ihn oft mit meinen Eltern und meiner Oma im Krankenhaus. Und damals war mir schon klar: Ich will Krankenschwester
werden! Ich hatte als Kind die Hoffnung, dass die Menschen im

Krankenhaus alles dafür tun würden, mir meinen geliebten Opa wieder nach Hause zu bringen. Viele Berufe sind eben mehr als nur ein Job, sondern eine Berufung.

»Die Hoffnung sollte realistisch sein. Ich kann nicht immer eine schwere Krankheit überwinden. Aber ich kann mit ihr leben. Und ich falle nicht ins Leere, sondern immer in Gottes Hände, ich bin getragen. Meine tiefste Sehnsucht, dass sich mit Gottes Segen alles fügt, wird erfüllt.«

Menschen sind enttäuscht, wenn ihre Hoffnung, wieder gesund zu werden, sich nicht erfüllt. Meine Geschichtenerzähler waren und sind teilweise seit vielen Jahren krank – dennoch haben sie die Hoffnung, dass sich alles fügt. Einige (mich eingeschlossen) führen jetzt ein völlig andere Leben als vor ihrer Krankheit und es ist, laut ihren eigenen Aussagen, »ein gutes Leben«. Als ich Pater Anselm dann doch erstmalig eine Frage von meiner Liste stelle, nämlich was er mit Hoffnung assoziiert, blitzt sein feiner Humor auf:

»Grün – aber nicht, weil ich so heiße, sondern weil es die Farbe der Hoffnung ist. Und ich denke an eine Knospe, die aufbricht und erblüht. Das Kreuz ist erst einmal ein Symbol des Todes, aber es kann verwandelt werden. Hoffnung ist auch Verwandlung. Es gibt keine Dunkelheit, die nicht vom Licht erleuchtet werden kann, und kein Scheitern, das nicht auch zu einem Neuanfang werden kann. Tiefstes Leid kann in neues Leben verwandelt werden, denn das Kreuz bedeutet auch Auferstehung.«

Ich muss schmunzeln, denn mein letztes Buch, »Mein pinkfarbenes Leben mit Gott und Krebs«, beginnt mit dem Satz: »Meine Lieblingsfarbe ist grün.« Auch das Bild der Knospe kommt mir bekannt vor. Einige meiner Geschichtenerzähler erwähnten, dass sie Kraft in der Verbindung zur Natur finden. Was lässt einen hoffnungsvoller werden als ein Frühlingsspaziergang?

»Widerstand und Rebellion gegen Schwäche und Leid ist verständlich und menschlich. Ich kann trotzdem Dankbarkeit, Zufriedenheit und Hoffnung ausstrahlen. Denn auch durch Schwäche kann Segen und Hoffnung hindurchleuchten. Solange ich lebe, lebe ich bewusst.«

Diese Erfahrung kann ich bestätigen. Meine Geschichtenerzähler hatten eine besondere Ausstrahlung und fast alle berichteten, dass sie zu einer Anlaufstelle für Familie, Freunde und Nachbarn wurden. Durch ihren Leidensweg konnten sie die Not ihrer Mitmenschen aushalten und für sie da sein. Das konnten sie aufgrund ihrer eigenen Erfahrungen – es leuchtete durch sie hindurch. Für einige entstand daraus sogar eine ehrenamtliche Tätigkeit, zum Beispiel im Hospiz, im Altenheim oder in der Notfallseelsorge.

Dann traue ich mich, noch eine persönliche Frage zu stellen, nämlich worauf Pater Anselm eigentlich hofft.

»Ich hoffe, dass das, was ich tue, Segen für die Menschen bringt, und ich möchte in Frieden in Gott hinein sterben. Durch Segenbringen kann Krankheit als Weg verstanden werden. Niemand ist schuld an seiner Krankheit. Es ist, wie es ist. Ich muss nur Sinn darin finden, und das geht auch rückwärts, also indem ich sie im Nachhinein deute. Die Frage, wie ich damit umgehe, hat Victor Frankl so beantwortet: Das Leben kann mir viel nehmen, Liebe, Gesundheit, aber nicht die Freiheit, darauf zu reagieren. Sinn und Hoffnung sind zwar nicht identisch, aber ohne Sinn ist das Leben hoffnungslos. Ich kann auch einer Krankheit einen Sinn abringen.«

Wieder muss ich schmunzeln, denn Victor Frankls Bücher und seine Gedanken zur Hoffnung und Sinnfindung sind mir sehr vertraut. Egal, was uns an furchtbaren Dingen widerfährt, welche Einstellung oder Haltung wir dazu einnehmen, kann uns niemand nehmen. Ich kann meine chronische Krankheit hassen, sie ignorieren, sie verleugnen, sie nicht akzeptieren, als Vorwurf nutzen oder kleinreden. Ich kann sie aber auch annehmen, als Weg sehen, als Chance für Veränderungen nutzen, sie einfach akzeptieren oder sogar einen Sinn darin sehen. Und vielleicht ist das sogar der Schlüssel – die Hoffnung, dass das Leben einen Sinn hat.

»Wartezimmer sind oft Orte der Hoffnungslosigkeit. Bei den Ärzten ist eine hoffnungsvolle Sprache für die Patienten wichtig. Wenn ich etwas sage, zeige ich etwas, wenn ich rede, kann es zu Gerede werden, ich begründe etwas oder sage, wir haben etwas zu bereden, weil ein Fehler gemacht wurde. Aber wenn ich spreche – bei einem Gespräch –, bricht es aus mir heraus. Ich bewerte oder verletze nicht. Es gibt ein Thema, das uns verbindet. Es ist ein Miteinander. Die Visiten sind oft das Gegenteil eines Gesprächs. Dabei wird über den Patienten gesprochen, nicht mit ihm. Darum sollten alle auf ihre Sprache achten – aus dem Herzen heraus. Die Menschen spüren, ob sie angeredet oder angesprochen werden.«

Ein Kunstwerk, die Natur oder ein Mensch sprechen mich an. Es entsteht ein Dialog. Dass die Therapie beziehungsweise der Heilungsweg schon in den Wartzimmern beginnt, habe ich selbst erlebt und auch meine Geschichtenerzähler. Wartezimmer »riechen« oft nach Hoffnungslosigkeit, das kann man wahrnehmen. Ich denke, die Idee mit den »Hoffnungs-Losen« werde ich weiterverfolgen. Vielleicht finde ich ja Unterstützer.

In den Wartezimmern gibt es viel Gerede, das ängstigt und nervös macht. Sprache ist mächtig, kann heilen, verletzen oder töten. Es liegt an jedem selbst, was er mit seinen Worten erreichen möchte. In der Medizin und in der Pflege sollte Sprache heilsam sein.

»Wenn Hoffnungslosigkeit herrscht in den Menschen, kann ich stellvertretend für jemanden hoffen. Ich habe Hoffnung für einen Menschen. Ob er sie annehmen kann oder nicht, muss ich respektieren. Ich darf ihn nicht zur Hoffnung drängen. Ich kann ein Stellvertreter der Hoffnung sein. Das hat Wirkung und es kann ein Hoffnungsfunke hängen bleiben. Ich kann diesem Menschen zu verstehen geben, dass er wertvoll und wichtig ist und dass ich bei ihm bleibe und ihn begleite.«

Was für ein schönes Bild – ein Stellvertreter für die Hoffnung, wenn mein Gegenüber gerade keine hat! Das deckt sich mit dem, was meine Geschichtenerzähler immer wieder sagten: dass Familie und Freunde Stellvertreter waren, wenn sie selbst am Ende ihrer Hoffnung und ihrer Kräfte waren. Die liebevolle Zuwendung unserer Mitmenschen kann chronisch kranke Menschen wieder zurückholen ins Leben und ihnen Mut, Hoffnung, Sinn und Kraft geben. »... aber die Liebe ist die größte unter ihnen« (1 Korinther 13,13).

»Das Umfeld und die Familie sind immer mitbetroffen. Auf ihnen lastet die Schwere der ›Schuld‹, gesund zu sein. Sie dürfen nicht überfordert werden und müssen gut für sich sorgen. Sie brauchen auch Hoffnung. Nicht eine unrealistische Hoffnung auf Besserung, sondern Hoffnung und Gelassenheit, die Zeit sinnvoll zu nutzen.«

Wie sehr Angehörige leiden, wird oftmals übersehen. Ich habe viele in den Wartezimmern gesehen und es auch bei meiner eigenen

Familie erlebt. Manchmal geht es den Angehörigen schlechter als den Patienten, weil sie sich überfordern, alles richtig und perfekt machen wollen und sich keine Ruhe gönnen. Sie brauchen Hoffnung für ihr Leben und einen Sinn, um das Leid auszuhalten. Für sie gilt ebenfalls Frankls Modell – die Wahl zu haben, wie man zu einer Situation steht. Natürlich ist es schwer, seine demenzkranke Mutter tagein, tagaus zu Hause zu pflegen. Eine Freundin von mir hat das über mehrere Monate hinweg getan und es gab viele lustige Situationen zwischen ihr und ihrer Mutter. Sie lachten oft gemeinsam, wohlwissend, dass die Zeit begrenzt war. Meine Freundin fand ihren Sinn darin, dass sie die Belastungen der Pflege in Dankbarkeit verwandeln konnte. Ihre Mutter hatte ein Leben lang für ihre Tochter gesorgt. Am Ende des Lebens war es umgekehrt. Sie hatten die Gelegenheit, voneinander in Frieden Abschied zu nehmen. Und auch das kann sinn- und hoffnungsvoll sein.

»Manchmal ist es schwer, eine Wahl zu treffen, so wie Frankl es sagt. Wahl und Hoffnung liegen nah beieinander. Gott wird uns die Entscheidung nicht abnehmen, aber ich kann die alternativen Möglichkeiten Gott hinhalten. Und da, wo ich spüre, dass Frieden ist, da wird meine Entscheidung gut sein. Die Mönche sagen, dort, wo Lebendigkeit, Freiheit, Friede und Liebe ist, da ist der Wille Gottes.«

Hier muss ich mitten im Interview nach Luft schnappen. Die Frage, was wir tun sollen, haben wir uns alle sicher schon tausendmal gestellt. Ich habe auf langen Spaziergängen so oft mit Gott geredet und ihn gefragt, was mein Weg ist. Die Geschichtenerzähler waren durchgängig von der gleichen Frage erfüllt. Die weisen Mönche haben offensichtlich einen guten Weg gefunden, Antworten zu finden. Wir nennen es vielleicht Bauchgefühl oder Intuition – oder eben den Willen Gottes, wenn wir uns für einen in Freiheit gefundenen Weg entscheiden. Rückblickend haben meine Geschichtenerzähler alle ihren ganz persönlichen Weg mit ihrer chronischen Erkrankung gefunden. Sie haben um Antwort gerungen, haben mit sich und mit Gott gehadert und trotzdem irgendwann gewusst, wie sie sich entscheiden müssen.

Ich habe die unterschiedlichen Wege meiner Gesprächspartner, mit ihrer chronischen Krankheit zu leben, hier erzählt, auch wenn ihre Wege noch nicht zu Ende sind. Alle sind so verrückt, real, traurig, lustig, ärgerlich, versöhnlich, schmerzhaft, heilend, hoffnungslos und hoffnungsvoll wie das Leben selbst.

Es ist, wie es ist, sagte Pater Anselm – und dem ist nichts hinzuzufügen.

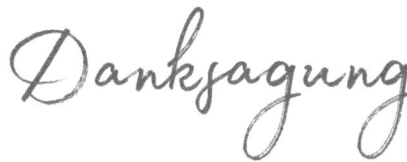

Danksagung

Als ich im Frühjahr begann an dem Buch zu schreiben, hatte ich schon einige Interviews geführt und viel recherchiert. Der Sommer war dann die »Akutphase« des Schreibens – ein Prozess, den ich so sehr liebe.

Parallel führte ich die letzten Interviews und plötzlich kam im August 2016 eine Geschichte dazu, die es ebenfalls »wert« war, erzählt zu werden. Dass sie nicht in diesem Buch ist, hat den Grund, dass sie mir viel zu nah war. Ich durfte ein kleiner Teil dieser Geschichte sein – Andreas' Geschichte. Sein Mut, seine Hoffnung, sein Glaube und seine Liebe zu seiner Familie prägten mich im Schreiben des Buches und so klingt sein lautes, helles Lachen durch alle Geschichten mit hindurch. Die Fertigstellung des Buches, von dem er sich von mir erzählen ließ, erlebte er nicht mehr. Ihm blieben nur etwas mehr als vier Monate. Er starb am ersten Weihnachtstag ... Ich habe viel von dir gelernt, Andreas! Danke!

Gelernt habe ich auch von meinen Geschichtenerzählern, die mich so bereitwillig, vertrauensvoll, offen und ehrlich in ihr Leben eintauchen ließen. Jede einzelne Geschichte ist etwas Besonderes und jede davon ist durchdrungen von Glaube, Liebe, Hoffnung. Das freut mich mehr, als ich sagen kann.

Danke, Lea und Rafael, David, Judith, Eva-Solveig, Hannah, Elisabeth, Miriam, Lazarus und Johannes!

Danke an die liebevollen Angehörigen, Familien, Freunde und Menschen in den Wartezimmern, die auf die eine oder andere Weise ebenfalls zu diesem Buch beigebetragen haben. Ihr Tun und Sein ist unermesslich wertvoll.

Danke an all die empathischen, fröhlichen, stillen, engagierten und talentierten Pflegekräfte und medizinischen Fachangestellten, Ärzte und Therapeuten, denen meine Geschichtenerzähler und ich so häufig begegnen.

Danke, Andreas Piesbergen, für das Erzählen vieler Geschichten, die schon mehrfach dazu führten, dass ich tolle Menschen kennenlernen durfte. Darunter Anke Dakey, ohne deren zuverlässiges, hilfreiches und wertvolles Coaching ich mittlerweile kein neues Buchprojekt mehr starten kann.

Die wichtigsten Unterstützer sind aber nach wie vor und immer meine beiden »Jungs« ...

Gelernt habe ich von meinem Sonnenschein Malte, obwohl ich ihn lehren sollte, denn ich bin seine Mutter. Sein Optimismus und Pragmatismus suchen seinesgleichen. Danke, Malte, für die schöne Zeit in Franken. Es war ein besonderes Geschenk.

Gelernt habe ich von meinem wunderbaren Ehemann, dass Glaube, Hoffnung und besonders Liebe sehr viel mehr sind als nur Worte. Danke, Ralf, denn du füllst sie jeden Tag mit Inhalt und ich kann mir keinen einzigen Tag ohne dich und deine Liebe vorstellen.

Über 50 Jahre lerne ich bereits »fürs Leben« von meinen großartigen Eltern Edith und Horst Klemme. Sie legten die Grundsteine, die so wichtig für mich sind – Glaube, Liebe, Hoffnung. Ich hoffe und bete, dass es noch einmal so viele Jahre werden. Danke, Mama und Papa.

Wie Verlagswesen und Büchermachen geht, lernte ich von dem unvergleichlichen Team des Vier-Türme-Verlags. Jeder Einzelne hat Anteil an diesem Buch und ich verdanke ihnen allen, dass ich meinen Traum, Bücher zu schreiben, verwirklichen darf. Danke, Bruder Linus, Frau Lindenthal, Frau Rabeler, Frau Hofmann und Team. Ein besonderer Dank an Martina Nöth, »meiner« Pressesprecherin, die immer alles organisiert, unterstützt, flankiert und möglich macht, und das sehr fachkompetent, empathisch, geduldig und mit Humor. Ein weiterer großer Dank schon zum zweiten Mal an Marlene Fritsch, meine Lektorin. Ohne sie ginge gar nichts. Sie ist ein wesentlicher Dreh- und Angelpunkt beim Werden meiner Bücher. Ein besonderer Dank an Pater Anselm Grün, Quelle vieler Inspirationen, besonders für die unkomplizierte Möglichkeit, ihn zu interviewen. Das war mir ein wunderbares Geschenk.

Unterstützt haben mich wie immer und in wirklich allen Lebenslagen meine wunderbaren Freundinnen Barbara (und Familie), meine »Suppen-Gruppe-Mädels« Ulrike und Astrid (jeweils mit Familie) und der gesamte enge Freundeskreis, der immer interessiert am Stand des Buches war und aktiv mitgedacht hat, wenn es um philosophisch-theologisch-weltanschauliche Grundsatzdiskussionen ging. Eure Gedanken sind mit eingeflossen. Und das immer gerne in geselliger Wein- und/oder Cocktailrunde.

Zu danken habe ich Gott – für mein Leben, für meine Lieben, für meine Gaben und dass er immer zur rechten Zeit Menschen schickt, die mich reicher machen, als ich es mir erhoffen könnte, und die mich auf meinem Lebensweg begleiten, auch wenn ich jetzt weniger häufig pinkfarbene Schuhe dazu brauche ....

Anmerkungen

1 Borman, L. (2015), S. 46

2 Vgl. Borman, L. (2015), S. 34

3 Frankl, V. E. (2015), S. 276

4 Borman, L. (2015)

5 Faber, E.-M. (2008), S. 10

6 Quelle: Deutsche Gesellschaft für Rheumatologie e. V.

7 Vgl. Bericht Deutsche Herzstiftung, in Spiegel Online: »Deutschlands kranke Herzen« vom 25.01.2017

8 Spiegel Online, 2.02.2017, Gespräche über das Leben. Wertvoller als alles Geld der Welt

Glossar

alternative beziehungsweise supportive und komplementäre Behandlungsmethoden: unterstützende medizinisch-therapeutische Maßnahmen, die nicht primär der Heilung dienen, aber den Heilungsprozess zusätzlich unterstützen und/oder die Symptomatik abschwächen und verbessern.

Aneurysma: Arterienerweiterung, umgangssprachlich: arterielle Aussackung, die einreißen und lebensbedrohliche Situationen (je nach Lage) hervorrufen kann.

Angina Pectoris: »Brustenge«, anfallartiger Schmerz in der Brust durch eine vorübergehende Durchblutungsstörung am Herzen, häufiges Symptom einer KHK (Koronaren Herzkrankheit).

Apoplex: Schlaganfall; Schlaganfälle sind die dritthäufigste Todesursache in Deutschland, jährlich gibt es ca. 270.000 Neuerkrankungen, wovon 37% im ersten Jahr versterben und 70% langfristig beeinträchtigt bleiben. Die Schlaganfallhäufigkeit steigt mit über 60 Jahren deutlich an. (Quelle: www.schlaganfallhilfe.de).

Chemotherapie: medikamentöse, zytostatische Therapie von Krebserkrankungen, teilweise mit erheblichen Nebenwirkungen.

Colitis ulcerosa: CU ist eine chronisch-entzündliche Dickdarm-(= Colon) Erkrankung, deren Ursache weitgehend unbekannt ist, man nimmt aber eine genetisch bedingte, krankhaft gesteigerte Immunreaktion an.

COPD: chronisch obstruktive Lungenerkrankung, dauerhaft entzündliche, lebensbedrohliche Lungenerkrankung, die mit Husten, Auswurf und z. T. schwerer Atemnot einhergeht.

CT: Computertomografie.

Depressive Episode: Symptome wie Müdigkeit, Antriebslosigkeit, Appetitverlust, usw. halten länger als zwei Wochen an; unterschiedliche Schweregrade möglich.

Dialyse: Zwei unterschiedliche Verfahren werden am häufigsten eingesetzt: die Peritoneal Dialyse (der Prozess der »Blutwäsche« findet im Körper, am Bauchfell/Peritoneum statt) oder die Hämodialyse, die die Schadstoffe und überschüssiges Wasser aus dem Blut mittels eines externen Geräts herausfiltert. Dazu benötigt man entweder einen Katheter (Shaldon-Katheter für kurzfristige Dialyse oder Notfall-Dialyse) oder längerfristig einen sogenannten Shunt (arteriovenöse Fistel), der besser punktiert werden kann. Das ist ein gefäßchirurgischer Eingriff, der ggf. bei Verschluss oder anderen Komplikationen wiederholt werden muss.

Dilatation: der Gefäße (Herz), auch PTCA oder Koronarangioplastie genannt. Dabei wird ein durch Verkalkung verstopftes Gefäß mittels Ballonkatheter ausgedehnt.

Down-Syndrom: Trisomie 21 oder veraltet Mongoloismus, aufgrund einer Genmutation weisen Betroffene meist eine Beeinträchtigung der kognitiven Fähigkeiten oder geistige Behinderung und unterschiedliche organische Schädigungen auf.

Fatigue: Erschöpfungssyndrom; der Begriff wird bei unterschiedlichen Diagnosen wie Rheuma, MS, Lupus erythomatodes, Morbus Crohn, chronischen Herz- und Lungenerkrankungen und eben auch bei onkologischen Erkrankungen verwendet und meint laut ICD-10 (Diagnoseschlüssel der Krankenkassen/WHO) u. a. depressive Episoden, Müdigkeit, allgemeines Unwohlsein, Burnout.

Fazialisparese: Lähmung des Gesichtsnervs.

Fokale Epilepsie: herdförmige Funktionsstörung des Hirns, von einem bestimmten Bereich ausgehend und nur eine Seite des Gehirns betreffend. Anhand der Symptome kann der Arzt häufig Rückschlüsse auf den Ausgangsort des Anfalls ziehen.

Hypertonie: Bluthochdruck.

Interferon: körpereigener Botenstoff, der antiviral, antitumoral und immunmodulierend wirkt und noch das Mittel der Wahl bei MS ist.

Koronare Herzkrankheit (KHK): Erkrankung der Herzkranzgefäße (Koronararterien). Meistens wird sie durch Arteriosklerose/Arterienverkalkung verursacht, was überwiegend im fortgeschrittenen

Alter auftritt. Es kommt zu einer Mangeldurchblutung des Herz-muskels und damit zu einer verminderten Sauerstoffversorgung der Herzmuskulatur. Das kann je nach Schwergrad zu Ischämi-en, Rhythmusstörungen, Herzinsuffizienz und zum Infarkt mit Todesfolge führen. Leitsymptom ist die Angina Pectoris (AP), die mit »Brustenge« übersetzt wird und häufig als ein akuter, lebens-bedrohender Druck im Brustbereich beschrieben wird. Die KHK ist eine fortschreitende Erkrankung, die mit einer gesunden Le-bensweise, Medikamenten und ggf. durch therapeutische Eingriffe mittels Herzkatheter (zum Beispiel Dilatation) behandelt wird.

Logotherapie: Die Logotherapie wurde von Victor Frankl entwickelt. Es geht dabei darum, dass es dem Menschen erlaubt ist, in Distanz zu sich selbst zu kommen und dadurch einer Welt der Freiheit und der eigenen Verantwortung offen gegenüberzustehen. Oder im weiteren Sinn: Der Mensch hat die Wahl, welche Einstellung er zu einer bestimmten (schweren) Situation hat. Viktor Frankl hat in der Gefangenschaft im KZ Birkenwald seine Eltern, sei-nen Bruder und seine Frau verloren und selbst überlebt. Er war ein Psychologe der berühmten Wiener Schule.

Lumbalpunktion: Rückenmarksflüssigkeit wird mit einer Hohlna-del entnommen.

Lupus erythematodes: Schmetterlingsflechte, Autoimmunerkran-kung, bei der das körpereigene Immunsystem fehlreguliert ist. Es richtet sich gegen körpereigene Zellen, sodass ganze Organe oder Organsysteme, z. B die Haut (typisch: »Wolfsmale«), be-troffen sein können.

Magenband: Das Fassungsvermögen des Magens wird verringert und so der Magen schneller gefüllt – man ist schneller satt und nimmt weniger Nahrung zu sich.

Magenbypass: Umgehung des Magens mittels angenähter Dünndarmschlinge, die nicht nur die Nahrungsaufnahme begrenzt, sondern auch die Aufnahme von Nährstoffen im Körper.

Malignes Melanom: Schwarzer Hautkrebs; hochgradig bösartiger Tumor der Pigmentzellen. Er neigt zu frühzeitiger Metastasierung über Lymph- und Blutbahn und ist die am häufigsten tödlich verlaufende Hautkrankheit, mit weltweitem starkem Anstieg an Neuerkrankungen.

Mastektomie: Brustamputation.

Morbus Bechterew: schmerzhafte chronisch entzündlich-rheumatische Erkrankung, die sich zumeist an den Wirbelkörpern manifestiert.

MRT: Magnetresonaztomografie, bildgebendes Verfahren zur Darstellung von Geweben und Organen.

Mukoviszidose: Zystische Fibrose, betrifft häufig die Lunge oder den Darm und produziert als Stoffwechselerkrankung zähe Sekrete, die an den betroffenen Organen (auch Leber, Bauchspeicheldrüse oder Galle) teils schwere Funktionsstörungen hervorrufen.

Multiple Sklerose (MS): chronische entzündliche Erkrankung der Muskelscheiden, die das ZNS (zentrale Nervensystem) befällt; unterschiedlichen Verlaufsformen; primär-progrediente MS: von Beginn an fortschreitend, ohne Schübe und Remissionen verlaufende MS; sekundär progrediente MS: schleichende Verschlechterung der Symptome, was auch in einzelnen Schüben verlaufen kann; schubförmige MS: Hier bilden sich die Einschränkungen der unvorhersehbaren Schübe zu Beginn meist komplett zurück – später nur noch teilweise.

Narkolepsie: Im Volksmund »Schlafkrankheit« genannt; schwere neurologische Erkrankung.

Nierenbiopsie: Punktion, um Gewebe zu entnehmen und zu untersuchen.

Nystagmus: unkontrollierbare, rhythmische Bewegung der Augen.

Osteoporose: Alterserkrankung der Knochen, umgangssprachlich Knochenschwund.

Primärherd: erster, örtlich beschriebener Prozess im Ablauf einer Erkrankung.

Psychoonkologie: psychologische Betreuung von Krebspatienten, interdisziplinäre Form der Psychologie, die sich mit sozialen, psychischen, sozialrechtlichen Folgen und Begleiterscheinungen einer Krebserkrankung befasst.

Reanimation: Herz-Lungen-Wiederbelebung, Herzdruckmassage und Beatmung bei Kreislaufstillstand, um das Gehirn mit ausreichend Sauerstoff zu versorgen und so eine Schädigungen des Gehirns zu vermeiden.

Sekundäre Fibromyalgie: Faser-Muskel-Schmerz mit Erschöpfungs-, Müdigkeits- und Konzentrationsproblemen.

Staging: Diagnostik, die den Ausbreitungsgrad eines Tumors feststellt. Auf der Basis der Ergebnisse wird die weitere Therapie mit dem Patienten beraten.

Systemischer Lupus erythematodes/SLE: Schmetterlingsflechte, siehe oben

Remission: Krankheitsstillstand, ein vorübergehendes oder dauerhaftes Nachlassen von Krankheitssymptomen, ohne Erreichen einer dauerhaften Genesung.

Yersinien-Infektion: bakterielle Infektion durch verseuchte Lebensmittel oder Tiere, die je nach Unterart fieberhafte Darmentzündungen oder tuberkuloseähnliche Symptome hervorrufen können.

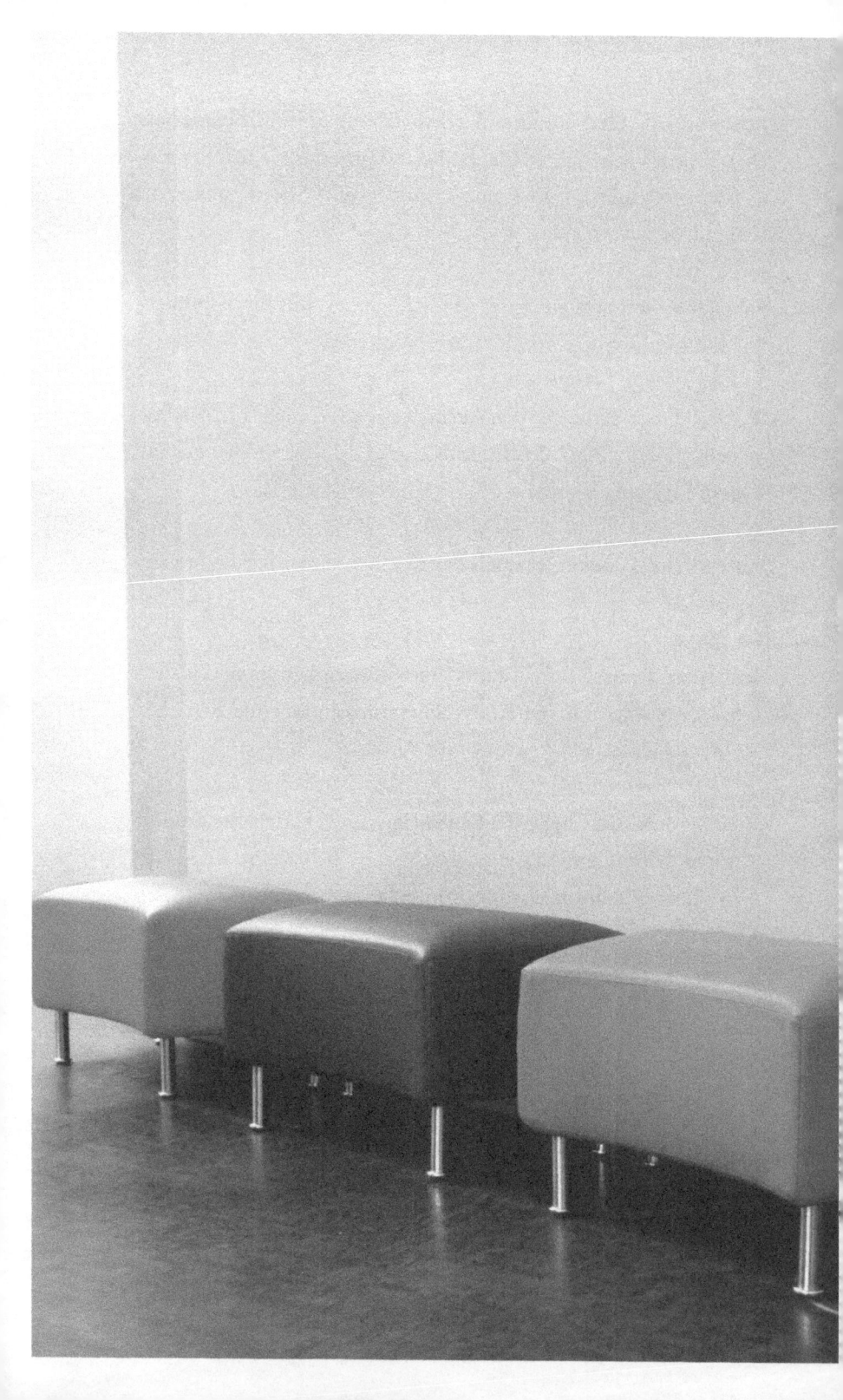

Zitierte und weiterführende Literatur

Auhagen, A. E. (2008): Positive Psychologie. Anleitung zum »besseren« Leben. 2. Auflage, Weinheim.

Brandt, C. (2013): Resilienz. Das Geheimnis der psychischen Widerstandskraft. Was uns stark macht gegen Stress, Depressionen und Burnout, München.

Borman, L. (2011): Glück. The World Book of Happines. Gibt es eine Weltformel für das Glück?, Köln.

Borman, L. (2014): Liebe. The World Book of Love. Das Geheimnis der Liebe, Köln.

Borman, L. (2015): Hoffnung. The World Book of Hope. Der wahre Schlüssel zum Glück, Köln.

Bucher, A. (2007): Psychologie der Spiritualität. Handbuch, Weinheim.

Bundeszentrale für gesundheitliche Aufklärung (2001): Was erhält Menschen gesund? Antonovskys Modell der Salutogenese – Diskussionstand und Stellenwert. Forschung und Praxis der Gesundheitsförderung, Band 6., Köln.

Corbin, J., Strauss, A. (2004): Weiterleben lernen. Verlauf und Bewältigung chronischer Krankheit. 2. Auflage, Bern.

Faber, E.-M. (2008): Die Hoffnung auf Vollendung. In: Theologie im Fernkurs, Katholische Akademie Domschule, Der christliche Glaube: Grundkurs. Lehrbrief 15., Würzburg.

Frankl, V. E. (2015): Der Mensch vor der Frage nach dem Sinn. 28. Auflage, München.

Frankl; V. E. (2008): ... trotzdem Ja zum Leben sagen. Ein Psychologe erlebt das Konzentrationslager. 29. Auflage, München.

Grün, A. (2017): Du kannst vertrauen. Worte der Zuversicht in Zeiten der Krankheit, Münsterschwarzach.

Heller, J. (2013): Resilienz. 7 Schlüssel für mehr innere Stärke, München.

Kohröde-Warnken, C. (2016): Mein pinkfarbenes Leben mit Gott und Krebs, Münsterschwarzach.

Kohröde-Warnken, C. (2015): In: Weiss, A.: Jeder neue Tag ist ein Geschenk, Gütersloh.

Kohröde-Warnken, C. (2011): Zwischen Todesangst und Lebensmut. Ein Ratgeber für Pflegekräfte und Angehörige, die Krebspatienten begleiten, Hannover.

Lubkin, Irene M. (2002): Chronisch Kranksein. Implikationen und Interventionen für Pflege- und Gesundheitsberufe, Bern.

Maio, G. (2016): Die Kunst des Hoffens. Kranksein zwischen Erschütterung und Neuorientierung, Freiburg.

Mourlane, D. (2015): Resilienz. Die Unentdeckte Fähigkeit der wirklich Erfolgreichen, Göttingen.

Siegel, B. (2007): Prognose Hoffnung. Liebe, Medizin und Wunder. 5. Auflage, Berlin.

Spiegel Wissen (06/15): Erfüllt leben. Meine Werte, mein Glaube, mein Glück, Hamburg.

Soliman, T. (2014): Der Sturm vor der Stille. Warum Menschen den Kontakt abbrechen, Stuttgart.

Von Hirschhausen, E. (2016): Wunder wirken Wunder. Wie Medien und Magie uns heilen, Reinbek bei Hamburg.

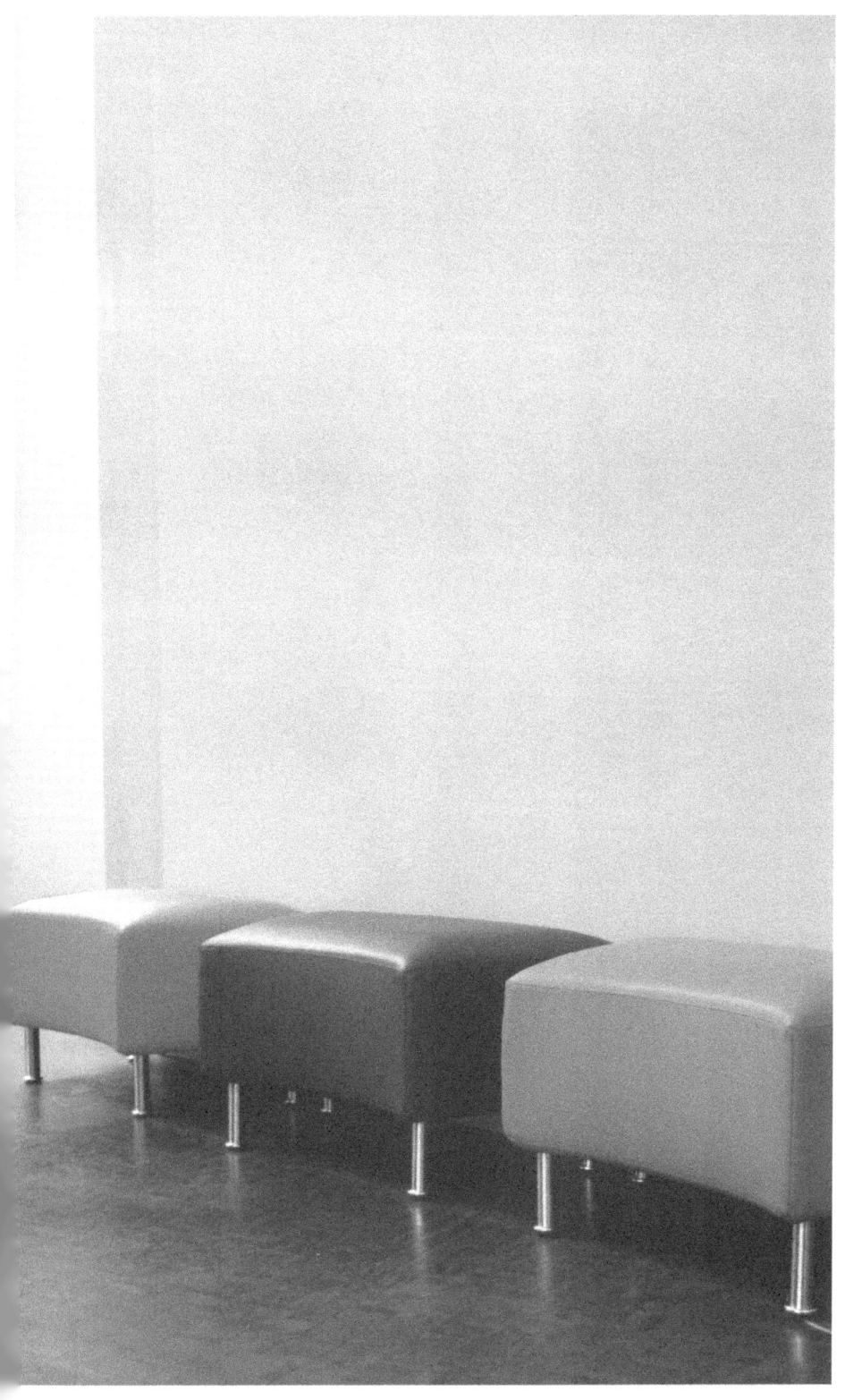